痩せ姫

生きづらさの果てに

エフ=宝泉薫
f = housen kaoru

KKベストセラーズ

まえがき
痩せ姫として生きるあなたへ――つらさが伝わらないつらさ

痩せ姫。

そう呼ばせてもらっている女性たちがいます。

いわゆる摂食障害により、医学的に見て痩せすぎている人のことですが、彼女たちはある意味、病人であって病人ではないのかもしれません。というのも、人によってはその状態に満足していたりしますし、あるいは、かつてそうだったことに郷愁を抱く女性や、むしろこれからそうなりたいと願う女性もいるからです。

それは「痩せ」の実現が本人に誇りや安心、慰めをもたらすところがあるからでしょう。それゆえ、彼女たちは多大な犠牲を払っても「痩せ」にこだわるのだと考えられます。

この本は、そういう女性たちに特別な魅力を感じる者からのラブレターのようなものです。などと言うと、奇異に思う人もいるかもしれませんが、最初の出会いは今から40年近く前、とある新聞記事でのこと。「食べたくないの」と題されたその医療コラムには、体重20キロ余りにまで痩せた中学生のケースが紹介され、成熟拒否や自立での挫折といった背景要因が綴られていました。写真などはなかったものの、活字だけでグッと惹き込まれるものがあったのを覚えています。

その後、実際に痩せ姫ならではのきゃしゃすぎる外見を目にしたり、完璧主義などの性格的傾向に接するにつれ、関心はどんどん増していきます。やがて、数多くの人との交流――取材はもとより、友情や恋愛――を経て、その容姿と精神性とに好意を抱くようになりました。つまり、自分にとって痩せ姫は病人である前に愛しくリスペクトする存在なのです。

とはいえ、世間からすればこれは少数派的でいささかマニアックな感覚なのでしょう。そんなある日、腑に落ちるような言葉に出会いました。世界的文豪のヘルマン・ヘッセが、小説『クヌルプ』の主人公に語らせた言葉です。

「最も美しいものは、人がそれを見て、喜びのほかに悲哀や不安を覚えずにいられないものだろう」（註1）

だとすれば、生きることの悲哀や不安を如実に体現する痩せ姫の姿こそ、究極の美であるということも可能なのでは。以来、さらなる自信と矜持《きょうじ》を抱いて、病気という枠組みだけではとらえきれない彼女たちの魅力を伝えることができるようになりました。

実際、近年では欧米を中心に「プロアナ（Pro-ana）」という運動が活発になりつつあります。摂食障害を「病気」でなく「生き方」のひとつとして肯定していこうというものです。もちろん、痩せすぎることの弊害は小さくありませんが、それでもなお「痩せ」を希求せざるをえない人が一定数いたり、あるいは人生の一時期、必要になったりするのも現実なのです。

にもかかわらず、そういった葛藤《かっとう》の本質は世間からなかなか理解されません。医学的な「健康」こそが幸せの必須条件だと考えるような人たちにとっては、想像の範囲を超えているのでしょう。それでも痩せすぎていれば、周囲から心配くらいはされますが、かといって「生き方」のひとつとして認められることはなかなかありません。

まして、食事の制限や嘔吐などによる排出がうまくいかず、健康的な外見だと、周囲はさほど心配しません。そんなさまざまな「つらさが伝わらないつらさ」に痩せ姫は苦しめられているのです。

そのつらさは、本人にしかわからないものでしょう。ただ、そういった姿を見て、想いを寄せることはできます。特に、インターネットが発達し、SNSのような表現の場が生まれたことで、痩せ姫の葛藤はよりダイレクトに感じられるようになってきました。それ以前にも、治療者や回復者の書く本などでうかがい知ることはできたものの、そこにはやはり大きなフィルターがかかってしまいます。それが今、本人自ら現在進行形の葛藤をインターネットで表現するようになってきたことで、局面は劇的に変化しました。

　この本はそんな痩せ姫の葛藤を記録し、彼女たちの本当の魅力を伝えることで、世間における負のイメージを変えることも目的としています。この世の中に生きづらさを感じ、居場所がないと思ってしまいがちな女性たちにとって「痩せ」はどこにもない場所へのあてのない旅でもあるのです。

　とはいえ、少数派がいつまでも少数派だとは限りません。摂食障害は性的成熟をおそれる病だともされますが、それは日本の少子化が象徴するように、種としては衰弱しつつある人類の未来の先取りだともとらえられます。そういうところまで、暗示できたらいい、と考えています。

　なお、痩せ姫に魅力を感じる者は日本にも海外にも少なからずいます。が、痩せ姫ファンが書くラブレターともなると、世界初かもしれません。それゆえ、これは「どこにもない本」となりうるはずです。この本が痩せ姫自身の何らかの癒しにつながることを願いつつ、そうでない人にも、彼女たちの魅力と「つらさが伝わらないつらさ」に気づいていただけたら、幸いです。

註1　『美女たちの神話』森瑤子（講談社文庫）。オードリー・ヘップバーンの章の末尾に引用されている。訳者は示されておらず、森自身の訳と思われる。

死に近い場所で見える風景――もうひとつのまえがき

本題に入る前に、ある人の話をします。これまで30年近くものあいだに、数え切れないほど遭遇してきた瘦せ姫のなかでも、一番というほど印象に残っている人です。ここでは「Yさん」と呼ぶことにしましょう。

交流した期間は5ヶ月ほどの短いものでしたが、Yさんは心に残る言葉を数多く残してくれました。そのなかのひとつに、

「できるだけ死に近い場所で生きていたい」

というものがあります。そのために「不健康を維持する」のだということも言っていました。

当時、彼女は大学生。数学を専攻するかたわら、アルバイト的に文章を書く仕事も始めていて、想いを紡ぐ言葉ひとつひとつは、彼女の豊かな才能を感じさせたものです。その一方で、深い厭世観を抱き、若くして自ら命を絶ったアイドルの話をしたと

きなど、

「18歳で人生のときを止めることができたことをうらやましく思います。ものすごく不謹慎ですけど」

という感想を漏らしていました。人一倍、死への憧れが強かったわけです。

ただ、ここで「人一倍」という表現をしたのは、この「死への憧れ」が人類共通のものだからでもあります。心理学者の植木理恵はあるテレビ番組のなかで、こう言いました。

「人はみな死にたいんです。でも、めちゃめちゃ生きたくもある。死にたいけど生きたい、という問題を解決するのは、死ぬことなんです」(註1)

この発言に出会ったとき、目からウロコという気分になったものです。というのも、人がみな「死にたい」と「生きたい」のあいだでせめぎあっているのだとすれば「自殺」というものも誰にでも起こりうることなのではと。すなわち、いくら「生きたい」と願っていても「死にたい」がそれを上回ってしまえば、自殺するよりほかありません。日頃から、自殺もまた病死のようなものであり、人の最期のひとつのかたちとして肯定されてほしいと考える者としては、大きな援軍を得たような思いがしました。

そして、摂食障害です。この病気はときに「緩慢なる自殺」だともいわれます。それはたしかに、ひとつの傾向を言い当てているでしょう。食事を制限したり、排出したりして、どんどん痩せていく、あるいは、痩せすぎで居続けようとする場合はもとより、たとえ痩せていなくても、嘔吐や下剤への依存がひどい場合などは、自ら死に近づこうとしているように見えてもおかしくはありません。

しかし、こんな見方もできます。痩せ姫は「死なない」ために、病んでいるのではないかと。今すぐにでも死んでしまいたいほど、つらい状況のなかで、なんとか生き延びるために「痩せること」を選んでいる、というところもあると思うのです。

たとえば、自殺をしたい人のなかには、致死量の睡眠薬などを常に持ち歩くことで「死にたくなったらいつでも死ねる」という安心感を得て、そのおかげで自殺をしないで済んでいるような人がいます。この場合、死にいたる毒が「お守り」代わりになっているわけです。

摂食障害の人のなかにも「痩せること」で安心感を得られるのだという人がいます。その安心感には「だんだん死に近づいている」という気分が含まれていることも少なくないようですし、また、だからこそ、Yさんも「できるだけ死に近い場所で生きていたい」と願ったのでしょう。

もっとも「痩せること」で得られる安心感はそれだけではありません。生きづらさのもとになっている勉強や仕事、友情、恋愛、家庭といったもののストレスから逃れるためにも、それはときに有効だからです。

Yさんの場合も、そういう側面がありました。彼女が摂食障害を発症したのは高校時代の後半。制限型（22頁参照）の拒食症になり、卒業の時点で体重が28キロ（身長は156センチ）に落ちたため、進学した大学を1年間休学することとなります。

その背景には、両親の不仲という問題が存在したようです。以前から別居状態だったものの、Yさんの高校卒業を機に、離婚することに。つまり、彼女は家族が完全に崩壊してしまうという不安から発症し、一時的にせよ、自らの病気に家族の関心を引きつけることでせめてもの安心を得ようとしたとも考えられます。

ところが、大学3年の初夏、母親の再婚が決定。この時点で彼女は、休学中の入院で45キロまで増えた体重を34キロまで減らしていましたが、そこから再び、制限型の拒食がエスカレートします。2ヶ月弱で8キロ痩せ、緊急入院。当時、彼女は母親の再婚を受け入れ、家族から自立することで納得しようとしていたものの、家族のさらなる崩壊を望まない心が病気のぶり返しに関係していたことは想像に難くありません。

ただし、彼女にとって、最初の痩せと二度目の痩せは似て非なるものでした。というのも、最初の痩せには相応の達成感がともない、細くなっていく体を強調するようなファッションもできたといいます。が、二度目の痩せではその感覚が希薄で、手足を露出することもできなくなったと。その違いについて、彼女はこう理由づけしました。

「痩せることでは何も解決しないことに、今はもう気づいてしまったから」

そう、摂食障害の根底には、この世に生き続けることのどうしようもないつらさがあり、それは痩せることによって部分的もしくは限定的に軽減できたりするものの、根本的な解決にはいたりません。おそらく、その生きづらさに耐えられる、あるいは受け流せるような自分に変化することでしか、解決はできないのでしょう。

実際、Yさんはその後、ある転機を迎え、生きることをもっと好きになろうと模索し始めます。それがなかなかうまくいかず、彼女はそのもどかしさを「この世への片想い」だと表現していました。それでもいつか、もっと生きやすい自分になれるのではないか、というかすかな希望は持っていたように感じます。

そのためにも、彼女は摂食障害を必要としていました。不健康を維持して、死に近い場所で、それなりの「安心感」を得ながら、この世を、生きることを好きになろうとしていたのです。

はたして、彼女はその試みに成功したのかどうか、ということについては終盤で語るつもりです。ただ、前もってひとつ言っておくなら、彼女はいつの頃からか、こんな願いも抱くようになっていたそうです。

「23歳までに死にたい」

母親の再婚が決まり、二度目の痩せがエスカレートしていた夏、彼女は22歳の誕生日を迎えました。死への憧れと「この世への片想い」との狭間で揺れ動きながら、人生最後となるかもしれない季節を生きていたわけです。

そんな当時の彼女の姿は「末期の目」という言葉を思い出させます。自殺した作家・芥川龍之介の遺書でもある『或旧友へ送る手記』のなかに、こんな一節がありました。

「唯自然はこう云う僕にはいつもよりも一層美しい。（略）けれども自然の美しいのは僕の末期の目に映るからである」（註2）

Yさんもまた「死に近い場所」にいる人だけが持つ「末期の目」でこの世の風景を見つめ、その本質を言葉にしていました。そんな姿勢は多くの痩せ姫にも共通するものであり、彼女たちの言葉を紹介することもこの本の目的です。

痩せ姫だけが見ることのできる風景──それはあなたにも、どこか見覚えのあるものかもしれません。

註1　『英雄たちの選択』２０１４年４月17日放送（ＮＨＫＢＳプレミアム）
註2　『芥川龍之介全集第９巻』（岩波書店）

痩せ姫　生きづらさの果てに　目次

まえがき　痩せ姫として生きるあなたへ——つらさが伝わらないつらさ　3
死に近い場所で見える風景——もうひとつのまえがき　7

第一章　不完全拒食マニュアル　21

制限型　22
「私は切手をなめることさえしません。切手の糊のカロリーについて知っている人はいないと思いますけど」

排出型1　29
「一回コツをつかめば、自転車の運転みたいに無意識にできるようになる」

排出型2　34
「誰かチューブ吐きのやり方を教えてください」

排出型3・その他　40
「下剤が千五百錠、利尿剤が三百錠、痩せ薬が数箱。宝物の詰まったバッグを抱えているようで嬉しくてたまらない」

痩せの確認 46
「それこそ果てしない儀式の始まり。つらいぞ、儀式は」

痩せのカムフラージュ 51
「百均に売ってるような250グラムのおもりを、手足に2コずつ計4コつければ1キロ」

停滞期 58
「それからは順調に減っていきました。今考えると、ホメオスタシスにショックを与えたということかな」

バイキング 64
「時間無制限だから、まだまだ食べるけどね（略）とりあえず、店は出たけど。泣きそう」

万引き 68
「できることなら、あのままずっと入院していたかったです」

援助交際 74
「正直、怖いし、気持ち悪いし、惨めな気もするけど、愛してもらえる嬉しさもあって」

風俗 80
「もっと太ってから来てほしい、と言われました。あと10キロ以上増やさなきゃいけないみたい」

落穂ひろい1 86
「かき氷は人間がとりあえず生きるのに必要な水分と糖分を摂取できる素晴らしい食べ物なので」

落穂ひろい2 93
「生まれた子は、奇跡の赤ちゃんと呼ばれていました。拒食症でも母となることはできるんですよ」

第二章 SNSという居場所 103

「私のなかにブタがいる」 104
食べさせる人は敵 108
症状格差と治療意欲格差 114
カリスマ痩せ姫 119
スレンダー芸能人 125

他人感覚とプロアナ　132

第三章　歴史と物語と思い出のなかの痩せ姫　139

激痩せ史の分岐点　140
死に魅入られたプリンセス　146
母殺しのメルヘンと姫系コーデ　152
天使の食べもの　159
「心のモルヒネがあれば……」　165
命よりも大事なもの　172
生理が敵となる世界　177

折れる体と折れない心　183
フードファイターの謎　189
老いという難関　194
期間限定を生きる覚悟　202

第四章　そして、未来のイヴへ　211

「胸も生理もいらない」　212
美は2・5次元へと向かう　217
『まどマギ』という理想郷　223
『時空散歩』としての拒食　229

弱さを持ち続ける強さ　234
生と死の曖昧の域で　241
痩せ姫にとっての幸福　245
中二病と消えたい症候群　252
生きる理《ことわり》をさがして　259

あとがき　生きづらさの果てに　266

第一章

不完全拒食マニュアル

制限型

「私は切手をなめることさえしません。
切手の糊のカロリーについて知っている人はいないと思いますけど」

1990年代に大ヒットし、今なお読み継がれている『完全自殺マニュアル』(鶴見済)(註1)という本があります。自殺の方法を網羅して紹介し「その気になればいつでも死ねるという、安心感」(帯コピーより引用)を求める人たちから特に支持されました。

この章のタイトル「不完全拒食マニュアル」とは、それをもじらせてもらったもの。ただ、あちらが「完全」なのに対し、こちらは「不完全」としてあります。

その理由はというと――。

まず、自殺というものは成功した時点で終わりです。それゆえ、方法を網羅するという意味以外でも「完全」という言葉がハマる気がします。しかし、拒食の場合はそういうわけにはいきません。死ぬために拒食する、というケースはさておき、あくまで痩せることが目的なら、その拒食に終わりはないからです。

しかも、痩せ姫が理想とする、あるいは安心できる体型というのは、維持することがかなり難しかったりします。また、世間的にはよしとされなかったり、本人も苦痛にさいなまれたりして、本当の満足はなかなか得られません。到達するのも、維持するのも容易ではないことについてのマニュアルなのですから、ここはやはり「不完全」とするのがふさわしいと考えました。

したがって、この章で紹介される方法を参考にするにあたっては、細心の注意、あるいは青春や人生そのものを棒に振るかもしれないという覚悟が必要です。つまりはそれほど、危険なことだったりもします。格闘技でいう「寸止め」のような、ギリギリのところでとどめるという考え方もここでは必要でしょう。それでもなお、一定数いるであろう、病的でもいいから痩せたい、痩せすぎたいという人が、そのためのヒントを得たり、リスクを知るなどして、このマニュアルを活用してもらえたらと思うのです。

というわけで、まずは、制限型の拒食からいきましょう。

ダイエットと結びつけられやすい摂食障害ですが、それは別物だともいわれます。ストレスなどから痩せ始めるケースも少なくないですし、もしダイエットが摂食障害の「きっかけ」となることはあっても「原因」ではないのだと。実際、友達同士で似た方法のダイエットを始めても、摂食障害になる人もいればならない人もいます。いわば、ダイエットをやりすぎてしまう「適性」の有無が関係しているわけです。

では、その適性とはどういうものなのでしょう。じつは痩せ姫がよく使う言葉に「拒食脳」

というものがあります。端的にいえば「食べなきゃ痩せる。食べると太る。痩せたいなら、食べてはいけない」という強迫観念のことです。ほとんどの人が食欲に負け、ダイエットに挫折するか、ほどほどのところで打ち切れるのに、痩せ姫の場合、この拒食脳が大きく働いて食欲に勝つため、ダイエットをやりすぎてしまいます。

そういう意味で、この拒食脳さえしっかり機能すれば、どんな方法であっても、痩せること、痩せすぎることは可能です。たとえば、摂取カロリーを減らすとか、消費カロリーを増やすとか、太りやすい食材を断つとか、夜8時以降には食べないとか、ダイエットの基本とされる方法を病的なほど実行できるようになるからです。

その徹底ぶりときたら……。

以前、テレビ（註2）でＢＭＩ（註3）17くらいの痩せ体型を維持するために標準摂取量の約半分でしかない、一日１０００キロカロリー前後の食生活（25頁参照）を続けている女性が取材を受けていました。が、それくらいならむしろ健康的に思えるほど、本格的な痩せ姫のダイエットは徹底しています。それに比べると一日１０００キロカロリーの食生活は、比較的リバウンドを防げそうな、最小限の体力や気力が保てるかもしれない方法としてあえて推奨したいくらいです。

そもそも、本格的な痩せ姫が目指し、到達する体型はＢＭＩ15以下、体重にして30キロ台、20キロ台というレベルの細さです。それが可能なのは、どんどんエスカレートしてしまう傾向があるからでしょう。たとえば、摂取カロリーを減らすために弁当箱を次々と小さいものに変

制限型の食事風景

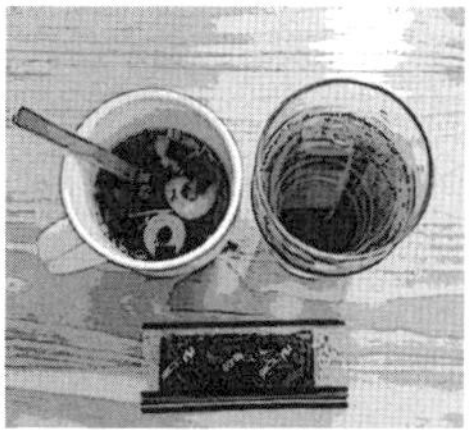
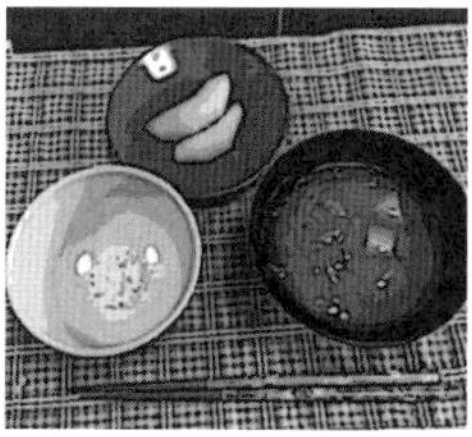
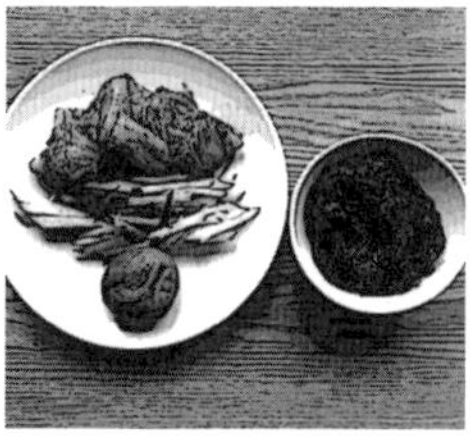
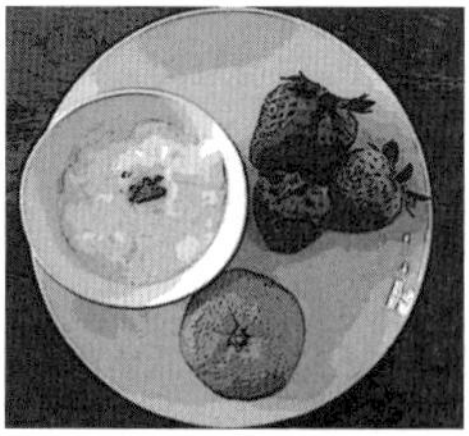
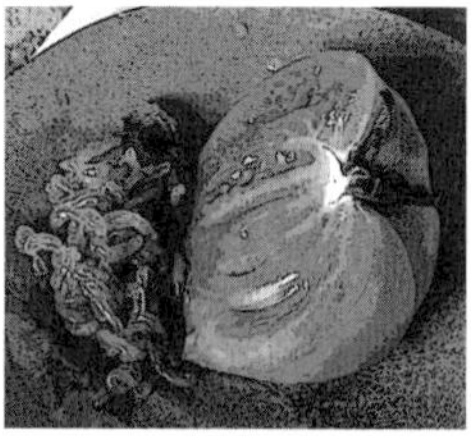
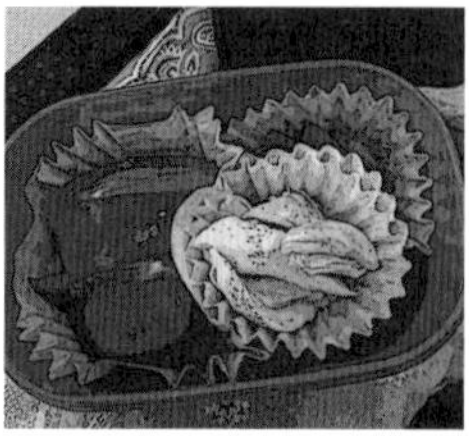

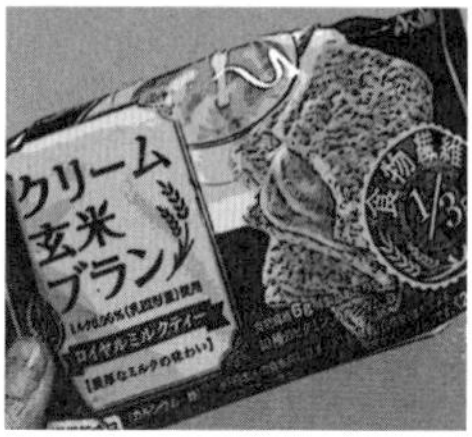

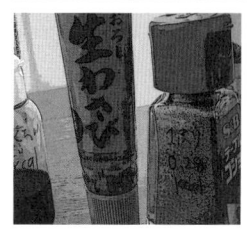

SNSには、低カロリー低脂質を目指した食事の写真があふれている。調味料ひとふりにもこだわるのが痩せ姫流。

一日1000キロカロリーの食事例

※一日の食事例

朝食(278キロカロリー)

・ヨーグルト　129
・ココナッツオイル入り
　アーモンドミルク　85
・いちじく2個　64

昼食(506キロカロリー)

・キッシュ　240
・サラダ　266

間食(80キロカロリー)

・チョコレート　3分の1

夕食(145キロカロリー)

・ナッツ

合計　1009キロカロリー

この女性は34歳の会社員で、19歳のとき、海外留学を機に太ったことからダイエットを始めて留学前よりも痩せ、その状態を維持。BMIは17.1で、仮に身長を160センチとした場合、44キロ弱ということになる。

えていったところ、最後には幼児用でも間に合わなくなってしまう、というように。

また、食べてよいものとよくないものの関係も逆転していきます。痩せ姫が「許可食」と呼ぶ、食べてよいものがだんだん減っていき、ある人などはリンゴ1個で一日の食事を済ますような状態にまでいきました。英国に「一日1個のリンゴで医者いらず」ということわざがありますが、むろんそれだけで足りるという意味ではありません。彼女は最終的に入院させられてしまいます。

ちなみに、ダイエットの専門家によれば「油を吸った炭水化物がいちばんタチが悪い」のだとか。ラーメンなどがそうですが、制限型を徹底したい痩せ姫にとっては、そんなものはもう食べ物ですらなく、ゴミ、それも有毒ゴミでしょう。

そういえば『思春期やせ症の謎』(ヒルデ・ブルック)(註4)という本に、痩せ姫のこんな言葉が出てきます。

「私は切手をなめることさえしません。切手の糊のカロリーについて知っている人はいないと思いますけど」

これについてブログに書いたところ、相通じるコメントが寄せられました。

「薬の糖衣錠のカロリーが気になってました」「リップクリームさえ塗れませんでした」

もちろん、人間は常に快楽を必要としていますから、その禁欲には見返りも必要です。拒食脳が喜ぶのは「痩せたね」「うらやましい」「大丈夫?」といった言葉や、減っていく数字、サイズダウンしていく服、そして、食欲という本能を制御できているという自信だったりします。

こうした見返りのおかげで、痩せ姫は一般人の数分の1の栄養で、人並み以上に運動したりしながら、極細の体を手に入れることができるのです。

しかし、拒食脳の働きを妨げるものも世の中には少なくありません。もっと食べさせようとする家族や友人、入院させてでも体重を増やそうとする治療者……。これに対し、痩せ姫は弁当や菓子を捨てたり、体重測定の際におもりをしのばせて数字をごまかしたりという方法で抵抗します。

ただ、それはたとえ成功しても、良心の呵責《かしゃく》をもたらし、痩せようとしている自分は悪い人間ではないのかという不安を生じさせることに。痩せることが安心や救い、生きがいのようになっている痩せ姫にとって、つらい葛藤の始まりです。

また、自分の体も拒食脳に反発してきます。人類の歴史は長年、飢餓との戦いでしたから、ある程度の空腹には耐えられるものの、食欲がゼロになることはありませんし、低栄養に対応すべく、代謝が低下していって、体重が減りにくくなります。

それでも「食べなきゃ痩せる」を極めていけば、体重もさらに減るかというと……。そうでないこともあります。その現象は、痩せ姫にとって最大級の恐怖といえるかもしれません。いわゆる「浮腫《む》み」です。

原因はもっぱら、たんぱく質の不足。本来、この栄養素を摂らなければ筋肉まで落ちるため、まさに「骨と皮」のようになるはずなのですが、低たんぱく血症が起きると、水分が排泄されなくなり、浮腫むのです。

フラミンゴのようだった脚が突然、象のような脚に変わってしまうこともあり、もちろん、体重も増加。しかも、解決策は「食べること」なのですから、ある意味、痩せ姫には絶望的な状態です。

こうした状態を避けるには、たんぱく質を少量でも摂り続けることでしょう。肉や魚に抵抗があれば、豆腐や豆乳が効果的です。大豆のイソフラボンは女性機能の維持にもよいとされているので、生理を止めたくないタイプの人にも有効です。

さらに、たんぱく質の不足は低血糖症の原因にもなります。症状としてはめまいや意識障害、ひどいときは昏睡から死にもつながりますが、もうひとつおそろしいことが。それは、空腹感が強まるということです。

つまり、過食に転じるきっかけになりやすいということ。痩せ姫はよく「過食のスイッチが入る」という表現をしますが、これが繰り返されるようになるともう、制限型で痩せることはちょっと困難になります。

そこで、体重の増加、すなわち太ることを受け入れるのか、さもなくば……。

というわけで、次は排出型の拒食の話です。

註1 『完全自殺マニュアル』鶴見済（太田出版）
註2 『クローズアップ現代 ニッポンの女性は〝やせすぎ〟!?』2015年10月5日放送（NHK総合）
註3 ボディマスインデックスの略。体重（kg）÷身長（m）の2乗によって算出され、肥満度の判定に用いられる。

註4 『思春期やせ症の謎―ゴールデンケージ―』ヒルデ・ブルック（星和書店）

排出型1

「一回コツをつかめば、
自転車の運転みたいに無意識にできるようになる」

排出型の拒食とは、文字どおり「排出」することによって食を拒もうとするもの。その最もポピュラーなやり方は「嘔吐」です。

日本で広まりだしたのは80年代あたりからで、当時はローマンダイエットなどとも呼ばれました。由来は、古代ローマの貴族たちが豪華な料理を大量に味わうために、食べては吐いていたという言い伝えです。芸能人がテレビで、格好のダイエット法として紹介したりもしました。

実際、食欲をたとえ一時的にせよ満足させながら、痩せたり、体型を維持できる期待を抱かせるこの方法には一挙両得というイメージもあります。

しかし、最初から「嘔吐」によって痩せようとする人はそれほどいないでしょう。多いのはむしろ、制限型から転向するタイプ。過食によるリバウンドで太ってしまった人がもう一度痩せるために、このやり方を覚えるというケースが目立つのです。

そういう人は制限型の拒食に戻りたくても戻れず、痩せ願望を抱えたままの心と太ってしまった体のアンバランスに煩悶《はんもん》していたりします。食欲という本能に翻弄され、もがき苦しむなかで、嘔吐に活路を見いだすのは、そんな切実な事情からなのでしょう。

むろん、そこにはさまざまなリスクがともないます。したがって、インターネットにはそういうリスクを挙げたうえで、なるべく安全かつ健康的に嘔吐を行なうコツを紹介するサイトも存在します。この「マニュアル」でもそんなスタンスで実情を伝えていくつもりです。

さて、嘔吐にはいろいろな方法があり、たとえば指吐き、腹筋吐き、チューブ吐きなどと呼ばれているものです。

まず、指吐きは口の奥に指を突っ込んで吐くというもの。わりと手っ取り早いので、多くの痩せ姫がこのやり方から始めている気がします。実際には、腹筋の使い方や姿勢のとり方も重要ですし、また、指の代わりに綿棒やスプーンなどを突っ込むこともあるわけですが、いずれにせよ、喉を刺激することで嘔吐を誘発する方法です。

この方法のリスクは「完吐き」つまり全部を吐ききることが難しいことでしょう。したがって、痩せるどころか、逆に太ってしまうケースも目立ちます。また、指吐きが習慣化すると、歯が当たる場所に「吐きダコ」ができてしまいます。嘔吐の証拠が目に見えるため、罪悪感が強まったり、周囲に気づかれるきっかけにもなるものです。

もっとも、完吐きが難しいというのは、排出型の拒食にのめりこみたくない人にとってはメリットだともいえるのですが……。完吐きをして痩せたい、痩せたままでいたいという人には、腹筋吐きやチューブ吐きのほうが向いているかもしれません。

このうち、腹筋吐きは満腹状態にした胃を腹筋で刺激し、食べたものを吐き出すというやり方です。前述したインターネットのサイトの言葉を借りれば「腹筋を使って胃を持ち上げるようなイメージで胃に下方向と横方向から圧力をかけ」「前かがみの姿勢になり、腹筋を小刻みに動かし、体の力を抜いて喉を開いていく」「手で腹筋をつかむように補助すると、やりやすい」とのこと。また「ゲップを意識するときっかけをつかみやすい」といわれています。

この「ゲップを意識する」というヒントからもわかるように、飲み物を積極的に摂ることも重要。育児の際、赤ちゃんに母乳やミルクを飲ませたあと、吐くことがないようにゲップをさせたりしますが、ゲップが出そうな状態に持っていったうえで、ゲップ以外のものまで出さずにはいられないような態勢を人為的に作り出すわけです。

SNSでは「一回コツをつかめば、自転車の運転みたいに無意識にできるようになる」と言っている人もいて、実際、満腹ではなくても、あるいは、腹筋に少し力を入れただけでも、できてしまえる人もいるようです。

ただ、ここで重要なのが食べる順番。特に「底」と呼ばれる、最初に食べるものがカギです。すぐに消化されない「海藻」や「根菜」「低カロリーのゼリー」「脂っこい肉」などが向いているとされ、次に食べるものの消化も遅らせる効果があります。

また、最後に吐きやすいものを食べることも大切。インターネットで交わされる痩せ姫同士の会話では「カップ麺」や「乳製品」「納豆」「菓子パン」などがよく挙げられています。ただ、吐きやすいかどうかは個人差も大きく「神食材」は人それぞれに存在するようです。

一方、吐きにくさゆえ「鬼食材」とされているのが「白米」や「パスタ」などですが、大量の水分と一緒に摂れば大丈夫という人もいて、ここにも個人差があります。

水分といえば、仕上げにやる「すすぎ」も完吐きの成否を左右することに。吐いたあと、ぬるま湯や水を飲み、それをまた吐くことで胃の中の吐き残しを洗い流します。これを数回、行なうわけです。

専門用語としてはほかに「マー」というものもあります。シンガポールのマーライオン像に由来し、吐くことを指す隠語です。最高レベルに吐けたことを意味する「ミラクルマー」ができるようになれば、痩せられる可能性も上がりますし、吐くこと自体が楽しくなってきたりもします。

しかし、そのぶん、エスカレートしやすいというリスクも否めません。嘔吐をする痩せ姫はその回数を「R（ラウンド）」という言い方で表現したりしますが、一日1Rだったのが、2R、3Rと増えていき、当然、費やす時間も長くなって、日常生活にも支障をきたすようになったりするのです。

また、これは指吐きにもいえることですが、胃液まで排出することになるので、胃酸の影響で歯が溶けやすくなります。うがいなどで口の中の酸を薄めたり、フッ素入りの歯磨き粉によるケアも可能ではあるものの、強く磨きすぎると逆効果だったりもして、抜本的解決にはいたりません。

　そんななか、吐きダコもできないし、歯も溶けないなど、メリットに事欠かないのがチューブ吐きです。ホームセンターで売られているようなチューブを使って、胃の中のものを外に出す、というやり方で、医療にも応用されている科学的方法なのですが……。

　医療の専門家が医療用カテーテルなどを用いて行なうのではなく、素人が医療以外の目的でどこにでも売られているようなチューブでやろうとするのですから、安全だとはいえません。

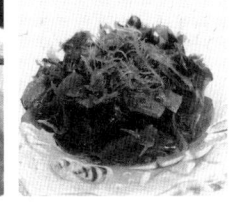

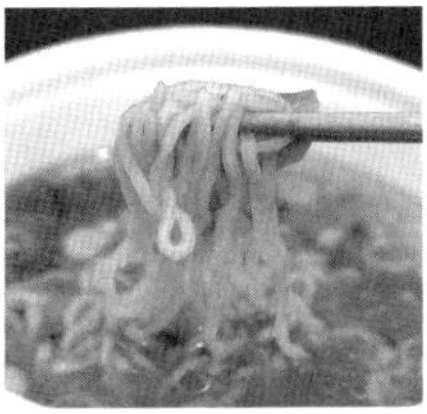
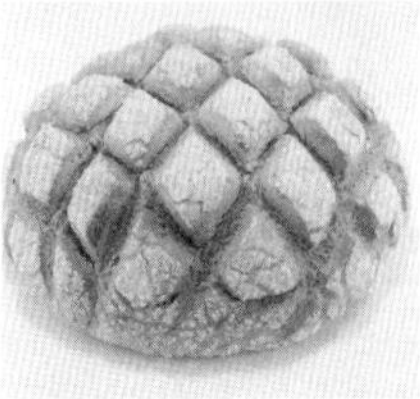

海藻は「底」向き。菓子パンは個人差があり、種類にもよるようだ。高カロリーなものが「神」ならまさに天の助けだろう。

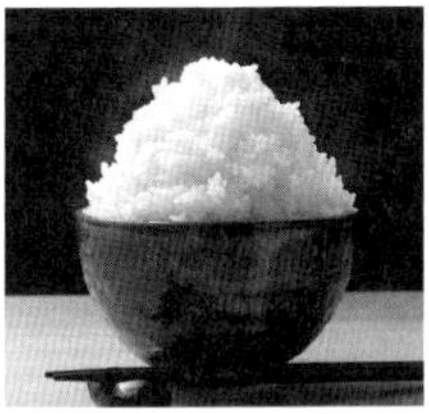
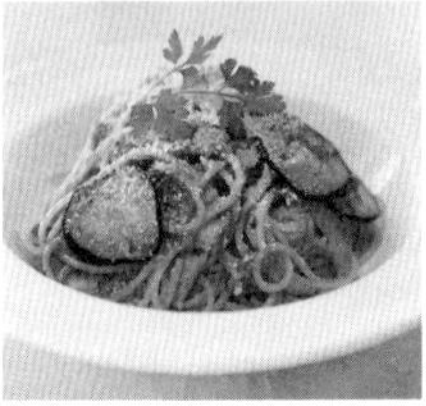

「鬼」としては餅も全員一致レベル。あと、カレーやキムチなど辛いものや酸味のきついものも吐きづらいという。

にもかかわらず、そのメリットの多さから、魅力を感じる人が少なくないのも事実です。

たとえば、ある痩せ姫はこう言いました。

「私もやってみたいけど、中学生にチューブはまだ早いのかな」

彼女は当時、中3で、すでに指吐きや腹筋吐きをやっているようでした。が、それらによる効果に限界を感じ、チューブ吐きへの興味を強めていたのです。

SNSでこの言葉を目にしたとき「チューブ」が「口紅」などと同じくらいカジュアルな感じで使われていることに、ドキリとしました。つまりはそれほど、痩せ姫たちにとって身近で魅力的なものでもあるのだと。しかし、彼女は同時に、チューブ吐きの怖さも感じ取っていたわけです。

そんなチューブ吐きの魅力、いや、魔力とはどういうものなのでしょうか。

排出型2

「誰かチューブ吐きのやり方を教えてください」

「過食嘔吐と添い遂げる決意があるなら、チューブおすすめする。でも生半可《なまはんか》な気持ちでこっちに来ると、死ぬより苦しい地獄があるから気をつけて！」

これはインターネットの巨大掲示板・2ちゃんねるにある「チューブ吐き」についてのスレッドで見つけた痩せ姫の言葉です。大げさに感じる人もいるでしょうが、歯止めがかからず、抜け出そうとしたときに抜け出せないという意味で、この方法はたしかに群を抜いています。

たとえば、自身のSNSで「誰かチューブ吐きのやり方を教えてください」と懇願した高校生がいました。彼女は制限型の拒食から指吐きや腹筋吐きに移行したものの、思うように吐け

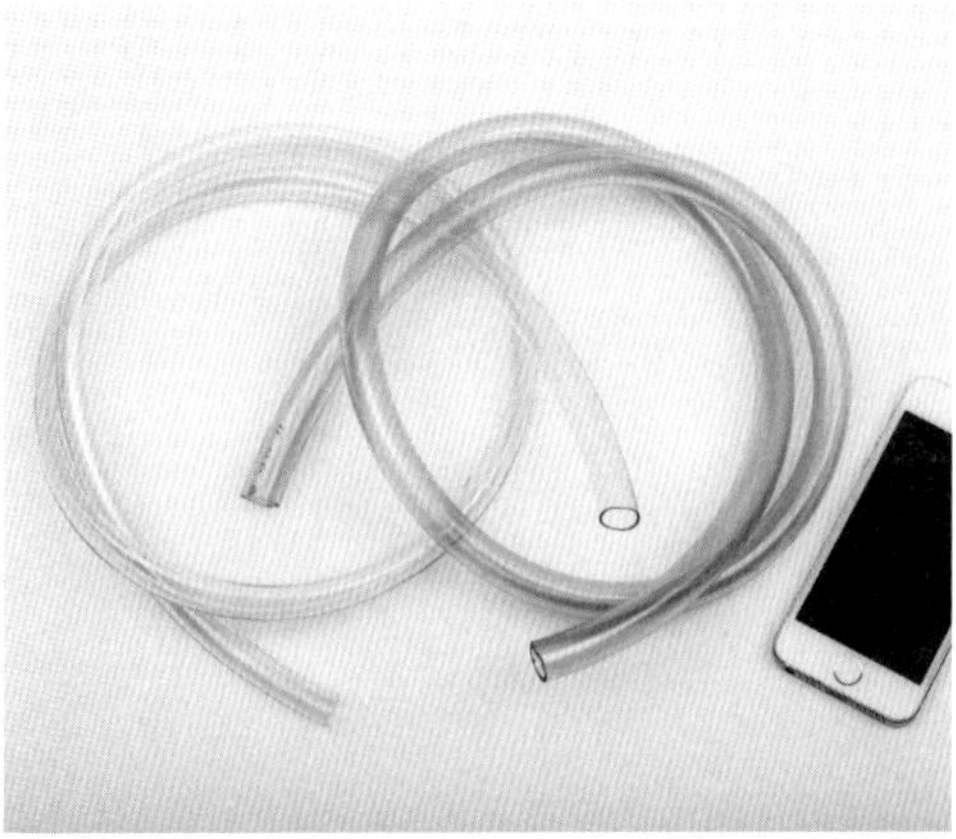

チューブの一例。スマホ下部の丸い部分よりも太い。これだけの管を喉から胃まで自力で入れるわけだ。

ないという「スランプ」に悩んでいたようです。そして、その直後から過食嘔吐が一気にエスカレート。40キロ前後だった体重が数ヶ月で20キロ台半ばまで減り、そこでSNSの更新が止まりました。

この痩せ姫は平均あたりの身長でしたが、チューブ吐きにより、170センチ近くの身長で体重が20キロ台になった痩せ姫もいます。指吐きはもとより、腹筋吐きと比べても、激痩せ効果は高いように思われるのです。

その最たる理由は「完吐き」がしやすいことでしょう。チューブ内に詰まりやすい食材もあるものの、たいていのものは排出できるといいます。ただ、それに次いで、心身への負担が軽いという理由も大きいのではと感じます。

細長く、それなりに硬いチューブを自分で胃の中にまで挿入するのは、かなり難しく、体質や精神的要因でマスターできない人もいますが、慣れると苦痛はほとんどなくなるといいます。さらに、吐きダコもできませんし、歯も溶けにくく、唾液腺の腫れでエラが張ることも少ないようです。また、吐く際の音も静かで、吐いたものが飛び散る心配もありません。

こうしたメリットの数々はどこか、完全犯罪を想わせます。器具を使って、科学的原理にのっとり、自分の手を汚さない感じで、食欲を一時的に満たし、かつ痩せられる——。そのあたりが人間、特に痩せ姫が希求する、何かを支配できているような高揚や安堵《あんど》をもたらすのではないでしょうか。

つまり、心身への負担の軽さが「全能感」にもつながることで、チューブ吐きはさらにエスカレートしやすいのではと推測するのです。なかには「やり方を知りたくてしかたなかった頃の自分を思うと、教えてあげたくもなるけど、知ってしまった今はやっぱり教えてはいけない気がしてしまう」と言う人もいて、魔術にも似たものを感じます。

なお、前述した2ちゃんねるのスレッドには、この吐き方の説明がリスクも含め、かなりの長文で書かれていました。

チューブの太さや長さ、しなやかさ、滑りやすさに始まり（経済的に余裕があるなら、医療用カテーテルが理想だそうです）、切り口の「面取り」などの加工や手入れの仕方、胃への挿入方法、食べ物の排出方法（補助的手段として、漏斗《ろうと》を使ったサイフォン方式や注射器を使った吸入方式もあるとか）、挿入や排出後の胃や口内のケアにいたるまで……。さらに、詰まりやすい食材や体質に合わない場合の見極めについても紹介されていて、ここで詳しく引用したいほどです。

しかし、それは控えることにします。理由としては、胃穿孔《せんこう》や食道ガンなどの危険につながりかねないということもありますが、それより何より、チューブ吐きは痩せ姫のなかでもごく一部の特別な人にしかできないという印象が強いからです。

というのも、摂食障害についてのサイトで、医師がこんな分析をしています。

「チューブを使用することで、胃の中のものを出し切る感覚が強く得られるようです。（略）チューブを使用するということは、それだけ〝排出衝動〟や〝やせ衝動〟が強いということです。〝排出衝動〟〝やせ衝動〟は〝過食衝動〟と同様、意志でどうにかなるものではありません。

〝排出衝動〟〝やせ衝動〟は、摂食障害・過食嘔吐・チューイング・下剤や利尿剤乱用の病態の中核とも言える部分です。つまり、チューブを使って吐くことは、摂食障害がより重症であるということを現しています」

すなわち、チューブ吐きに興味を持ち、挑戦し、会得できてしまう時点で、その人は「より重症」だというわけです。さきほどの「全能感」についてもそうですが、現実に不満や抑圧を抱えていればいるほど、人は何かを思い切り徹底的にコントロールして満足を得ようとします。そういう痩せ姫なら、自らインターネットなどで情報を取得し、チューブ吐きを始めることでしょう。

ただ、自分が「より重症」なことに気づかないまま、チューブ吐きに出会ってしまう人もいるかもしれません。その人がもし、この本に先に出会ってリスクを知ったとしても、なかなか思いとどまれるものでもないと感じます。それでも、何らかの自覚、いや「覚悟」を持って臨むことで、その後の人生に何かプラスになればとは願っています。

とまあ、チューブ吐きの魔力について見てきましたが、ほかの吐き方でも、リスクがともなうことはすでにいくつか触れたとおりです。そこに付け加えるとすれば、低カリウム血症というものがあります。極度の栄養不足によって起きるので、拒食症全般で警戒が必要ですが、とくに腹筋吐きのような激しい嘔吐をしているケースが危険だとされています。

初期症状としては、手足のだるさや不整脈、ひどくなれば心不全を起こして死にいたることもあります。これは筋肉や心臓の働きに重要なカリウムが、嘔吐によってさらに失われるため。

予防には、カリウムを多く含むバナナやアボカド、カボチャ、あるいはスポーツドリンクなどで補給しておくことが有効です。嘔吐する痩せ姫は、吐かずに食べることを「吸収」と呼んだりしますが、この栄養素についてはなるべく吸収することが望ましいでしょう。

また、発症してしまった場合、早く気づくことが大切です。ある痩せ姫は「体全部が心臓になったみたいな」苦痛に襲われたあと、救急搬送されました。間一髪のタイミングで一命はとりとめたものの、小説『鏡の中の孤独』（スティーブン・レベンクロン）には、嘔吐中に低カ

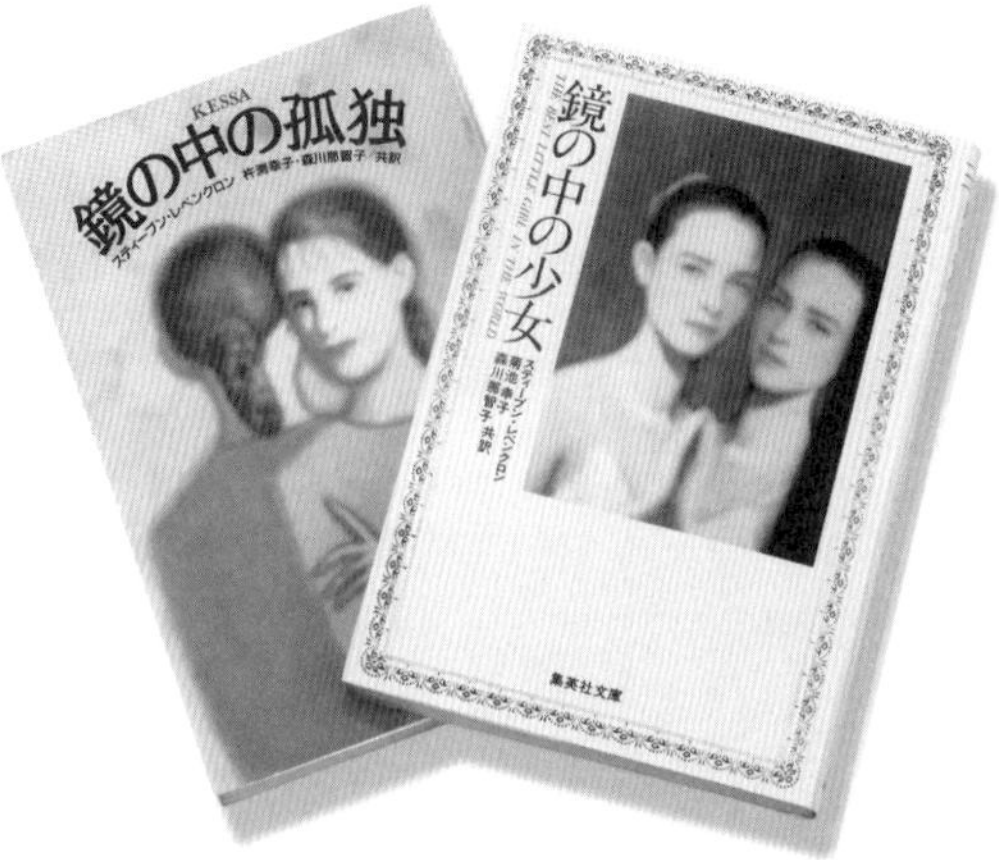

『鏡の中の少女』では拒食の発症から入院治療、その続編『孤独』ではその後の回復が描かれる。心理表現がわかりやすい。

リウム血症を起こし、心臓発作で亡くなる少女が出てきます（註1）。

著者はカレン・カーペンター（145頁など参照）の治療にもあたった高名な心理カウンセラー。死にいたるまでの描写にも、ある程度の信憑性は確保されていることでしょう。その最初の兆候は「上唇がしびれ」「太ももの筋肉がけいれんし」「指先がビリビリしてきた」というものです。

ただ、少女は異常を察しながらも「高カロリーのピーナッツバター」を排出するため、嘔吐を続けます。この感覚、理解できるという人も少なくはないでしょう。太るくらいなら死んだほうがマシ、というのが、痩せ姫の矜持なのですから。

それでもやはり、嘔吐中に死亡することは避けたいという人には、可能な範囲で安全かつ健康的な方法の選択をおすすめします。

註1　『鏡の中の孤独』スティーブン・レベンクロン（集英社文庫）

排出型3・その他

「下剤が千五百錠、利尿剤が三百錠、痩せ薬が数箱。
宝物の詰まったバッグを抱えているようで嬉しくてたまらない」

さて、制限型と排出型の中間に位置しているのが「チューイング」です。

それこそ、チューインガムのように、食べ物を噛んで味わったあと、出してしまうわけですが、絶食に近い食事制限や「チューブ吐き」などに比べると、ローリスクなやり方といえます。噛んでいるうちに多少の栄養が摂れ、胃や食道への負担も軽いというのが、その理由です。また、口さびしさを感じやすい人や嘔吐に抵抗がある人には向いているかもしれません。

最近もある男性芸人が、このやり方で40キロ痩せたという話をテレビのバラエティ番組で話していました。その後も標準体型をキープ中に見えるその人が、今でも、チューイングを続けているかどうかはさだかではありませんが……。

ただ、チューイングはローリスクなぶん、ローリターンだという印象も否めません。

しかし、排出型のなかにはハイリスク・ローリターンとしか思えないやり方もあります。それは、下剤を用いる方法です。

食べたものがなるべく吸収されないように、そして、膨らんだお腹を早く平らにするために、下剤を使う痩せ姫はかなりの割合に上ると考えられます。また、市販で入手しやすいことも魅力でしょう。ただ、痩せるということに関しての劇的な効果はそれほど期待できません。

しかも、どのタイミングで効いてくるかがなかなか把握できず、四六時中、トイレの心配をしなくてはなりませんし、耐性がつくことにより、服用する量やペースがエスカレートしがちです。ひどい依存が長く続けば、大腸ガンなどの別の病気にもつながりかねません。

個人的な印象としては「気休め」くらいにしかならないのでは、とすら感じてしまうのですが……。

じつはこの「気休め」が大事なのでしょう。それほど、食べ物を吸収してしまうことやお腹が膨らむことが痩せ姫にとっての恐怖なのです。その恐怖を少しでも軽くできるならと、たとえば「ピンクの小粒」などに切実な祈りを託しているのだと思われます。

これは利尿剤や脂肪をカットする薬などについても当てはまります。実際、重度の拒食症から回復した英国人女性が書いた『もっと痩せたい！　からだを憎みつづけた私の13年間の記録』(註1)という本には、こんな描写が出てきます。

「ルートン中の薬局を一軒残らず回って薬を買いあさった。しめて、下剤が千五百錠、利尿剤が三百錠、痩せ薬が数箱。宝物の詰まったバッグを抱えているようで嬉しくてたまらない」

このとき、彼女は入院が決まっていて、この「爆買い」は太らされないための苦肉の策でもありました。そして、こんな「身支度」をします。

「下剤と利尿剤と痩せ薬を箱から取り出し、着ているボディーストッキングの内側にはさみ込んでいった。前から後ろまでぐるりと錠剤のシートをはさみ、利尿剤のピンまでいくつか押し込んで、その上からたっぷりしたセーターを着た。カーペンターズのカセットテープは当然持っていくが、そのケースの内側にも下剤を詰めた。財布を開け、隙間という隙間に錠剤を詰めた。脱脂綿の間にも四錠ずつ」

そんな姿を自ら「歩く薬局」と形容するのです。

とはいえ、この本にはそのリスクについての描写もあります。こういうものです。

「あまりに多量の錠剤を飲んでいるせいだろう、肌が薬臭いぞと彼に言われた。また、眠っている間に失禁してしまうので、下にタオルを敷いて寝なくてはならなかった」

そういえば、ある日本の痩せ姫は浮腫みを防止するための利尿剤と、脂肪をカットする薬を、どちらも海外から輸入していました。もちろん、副作用もありますが、その苦しみが心地よく感じたりもするとのことでした。

自分を痛めつけることで得られる不思議な心地よさ。下剤などの濫用には、それを求める心も関係しているのかもしれません。

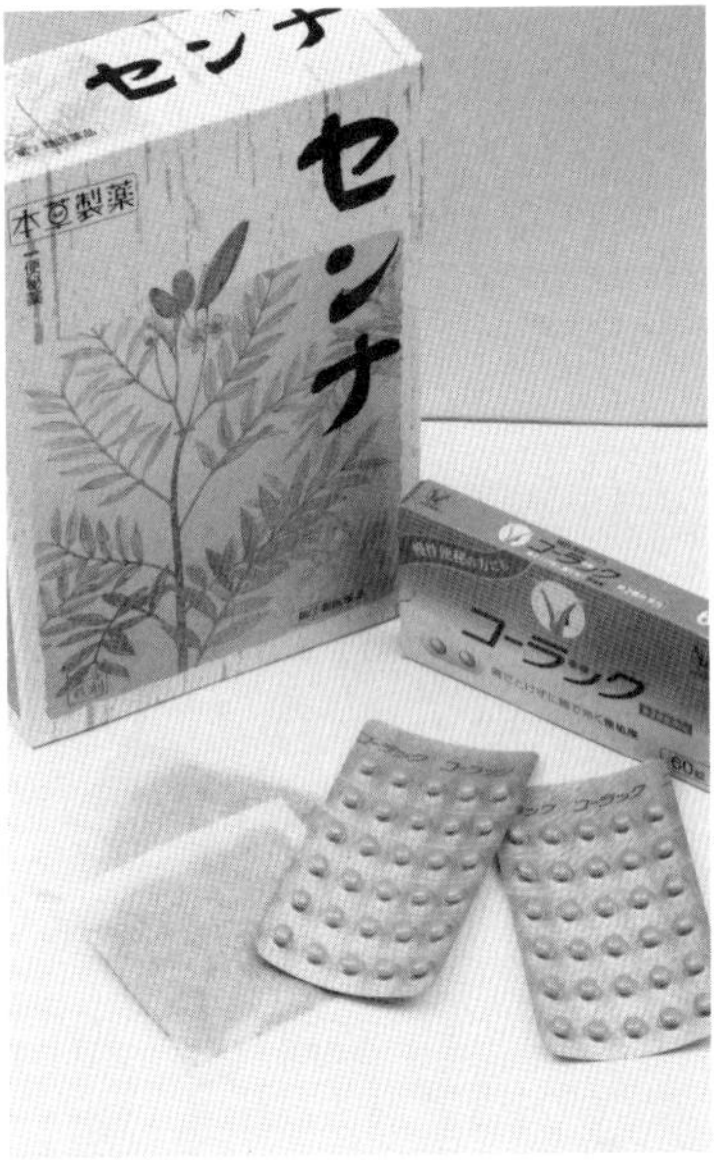

大半の痩せ姫にとって、便秘は下痢よりはるかに恐怖。それゆえ、用法を守って使い続けることは難しい。

いずれにせよ、健康を損ねることも承知で「気休め」にすがらなくてはならないほど、気が休まらないのが痩せ姫なのです。

さて、自分を痛めつけるといえば、一風変わったダイエット方法を編み出した（？）人もいます。彼女はそれを「ウエスト締め」と呼んでいました。

もともと、ウエストを細くしたい、細く見せたいという願望が強く、ベルトをギリギリまで締めることを趣味のようにしていたのですが、20代半ばまで、ダイエットをしたことはなかったそうです。

というのも、その体型はBMIが約17で、ウエストは58センチ（身長は標準よりやや低め）。しかし、夏痩せした時期に注文した細身の制服が秋太りできつくなることがわかったため、本格的なダイエットを開始します。

それは手っ取り早く、趣味と実益を両立させるやり方。起きているあいだはずっとベルトをギリギリまで締め付け、なるべく食べないようにするというものでした。本人いわく「ウエスト締めが食事代わり」ということで、実際、何日もの絶食を繰り返していきます。

そのうち、食欲も減退し、空腹を感じても、ウエストが細くなっていく喜びが勝るようになります。きつかったベルトがゆるくなり、よりきつい穴に挑戦して、それをクリアしていくという快楽に、彼女はハマっていきました。

しかも、彼女は会社員としての本業に加え、夜にアルバイトもしていました。絶食と不眠を繰り返す生活で、痩せないはずがありません。

4ヶ月近くたった頃、ウエストは42センチに。もちろん、そこだけが細くなるわけはありませんから、体重も激減しました。さらに数ヶ月後には、ウエストは40センチ、BMIはなんと8台になります。その後、リバウンドしたりしながらもまた瘦せたりして、かなりの低体重を維持していくわけです。

彼女は自分のブログに全身のコーデを載せるような人ではないのですが、ベルトの写真を貼ったりすることはあり、それはもう、子犬の首輪と見間違うほどの驚嘆すべき細さです。

これほどの激瘦せが実現された背景には、彼女のファンたちの存在もありました。同じ「ウエスト締め」の愛好者、なかでも瘦せた女性が好きだというひとりの男性が彼女の理解者となり、その交流を通して、自らの理想を極めていくことができたのです。

もっとも、その徹底ぶりゆえ、体調を心配するコメントがついたこともあります。それに対する、彼女の返事が次のようなものでした。

「どこでも体重の話になるとご指摘を受ける事が多いのですが…… 個人差みたいな部分もあるでしょうし、私自身も限度を承知しているつもりです。それに亡くなるつもりは毛頭ございませんので。ちょっと変わったバカ女の愚行、程度に捉えて頂ければ幸いです」

この言葉を目にしたとき、ある種の突き抜けたかっこよさを感じました。そこには自己責任の美学というものが、しっかりと示されていたからです。

彼女のブログ更新には波があり、長らく休止状態になることも珍しくありません。この本を書き始めたときも一年以上途絶えていましたが、ごく最近、復活してファンを安心させました。

註1 『もっと痩せたい！ からだを憎みつづけた私の13年間の記録』クレア・ビーケン／ロザンナ・グリーンストリート（大和書房）

痩せの確認

「それこそ果てしない儀式の始まり。
つらいぞ、儀式は」

痩せ姫にとって、痩せていることはアイデンティティのようなものでしょう。しかし、それを自ら確認することの難しさというものがつねにつきまといます。自らのボディイメージがよくつかめずに葛藤するのが、摂食障害でもあるのですから。

もちろん、体重や体脂肪率、ウエストや太もものサイズといった「数字」は目安のひとつにはなります。ただ、そういう「数字」にこだわりつつも、それだけを100パーセント信用できている人はいない気がします。

また、痩せ姫以外の人からは、鏡の前で裸になればわかるのでは、などと言う声もあがりそうですが……。それも難しいことです。ガリガリに痩せていても、自分では太って見えるというのが、摂食障害ではありがちな傾向ですから。

それゆえ、みなそれぞれに、痩せていることを確認するための手段、あるいは儀式を取り入れることになります。それも、数字や鏡といった「知覚」や「視覚」によるものではなく、もっと「体感」できるもの。たとえば、自分の手でもう一方の二の腕をつかんでみるというのも、そのひとつです。

二の腕は太もも とともに、かなり痩せにくい部位で、これがつかめるようならけっこうな細さといえるでしょう。

実際、海外の痩せ姫が自分の腕を初めてつかめたとき、その画像をインスタグラムに投稿したのを見たことがあります。そこにはこんな、誇らしげなコメントも一緒でした。

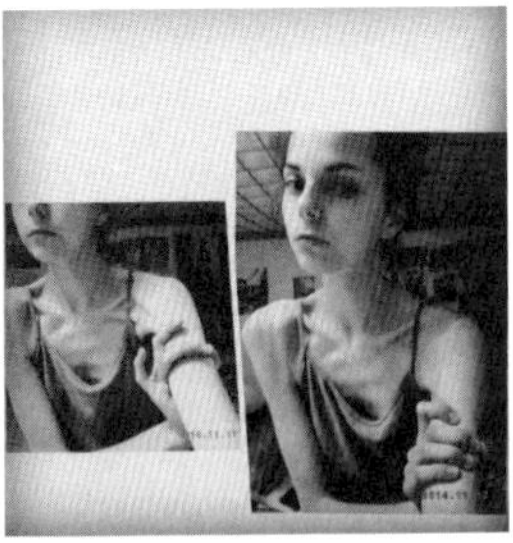

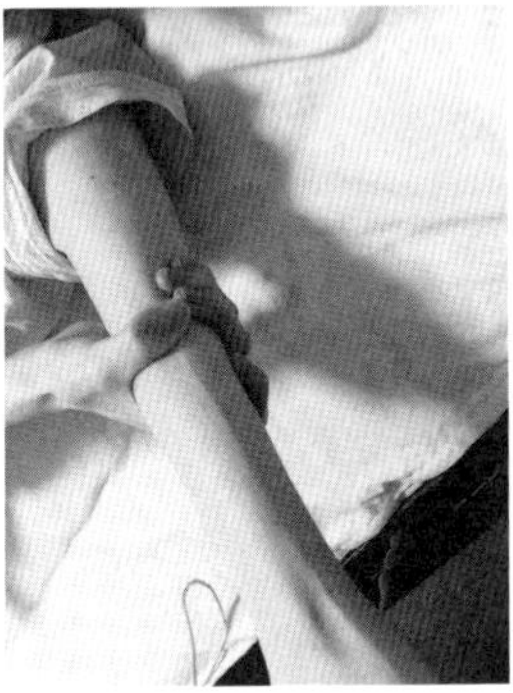

上は本文で触れたインスタ。下の痩せ姫はこのときBMIが10ちょっとで、腕まわりは14センチだったという。

「Finally being able to do this!」

和訳すれば「ついに、これができる！」というところでしょうか。身長はわかりませんが、その時点での彼女の体重は35キロ弱でした。

これが20キロ台、あるいはＢＭＩがひとケタになるレベルだと、余裕でできるようになります。人によっては、親指と人さし指で作った輪っかが腕にほとんど触れないくらいにも……。ただ、それは死に近づくことでもあります。

じつは、アフリカなどで餓死しそうな子供を救う際にも、二の腕の細さが参考にされているのです。おそらく、浮腫みにくい部位だというのも関係しているのでしょう。細さを測るには、危険度に合わせて色分けされた巻き尺のようなものが用いられ「命の腕輪」と呼ばれています。

そういえば、ある痩せ姫は二の腕をつかめるかどうかを「ガイコツ度」と表現していました。また、別の痩せ姫は腕時計が二の腕にはめられるかどうか、さらに別の痩せ姫は、直径5センチくらいのリングが二の腕にはまるかどうかを基準にしていました。

いずれにせよ、健康面を考えるなら「ついに、これができる！」というレベルで満足したほうがいいかもしれません。

このような、手を使って痩せを体感するやり方は、他の部位にも有効です。たとえば、両手で輪っかを作り、ウエストや太ももをつかんでみるわけです。ウエストをすっぽりつかむのは難しくても、太ももなら、多くの痩せ姫がつかめるのではないでしょうか。

いや、それどころか、太ももが片手でつかめるようになった痩せ姫もいます。そのときの身長体重は、154センチで19キロ。痩せすぎの影響で心臓が悪くなり、その手術のために20キロ台前半から後半まで増量したものの、それが苦痛で手術後にまたさらに痩せてしまったという、驚きのケースです。

そんなわけで、ウエストや太ももについても、健康のためにはほどほどの細さで満足したほうがよさそうです。

ところで、痩せを確認するための方法には、手を使う以外に、服を利用するやり方もあります。とくに、痩せ姫には脚の太さを気にする人が多く、また下半身は浮腫みやすいというのもあいまって、そういった不安から少しでも逃れるために、ジーンズのはき具合などで細さを確認するわけです。

ある痩せ姫は、毎朝、XSサイズのスキニージーンズをはくことを儀式にしていました。はけるかどうかではなく、ゆるいかどうかが痩せの基準です。それでゆるかったとしても100パーセント安心とはいかず、一日中、頬骨や鎖骨、腰骨を触ったりすることで確認しなくてはならない、ということでしたが……。

骨といえば、当然のことながら、痩せていることのバロメーターにはなります。骨が出ていることは脂肪がないことの証であり、それを実感できるかどうかは痩せ姫の精神を大きく左右するものですから。

それゆえ、椅子に座ったときやベッドに横たわるときに骨が当たって生じる苦痛ですら、安心につながったりもするわけです。

この「苦痛」がときに「安心」でもあるというのは、痩せ姫ならではの感覚かもしれません。たとえば、体重などの数字に振り回されるのも、儀式にとらわれるのもよしとしない痩せ姫がいるとします。それでも、何かしら、痩せを確認せずにはいられず、その方法として意外なものを見つけていたりするのです。

それは、階段の上り下りなどで疲れるかどうか。普通の体型、普通の体力であれば容易に行なえることで疲れることが、痩せの証となるわけです。

そういう意味では、生理がないこともバロメーターだったりします。また、細すぎることでじろじろと見られたり、ひそひそといろいろ言われたりすることも。

そう考えると、痩せ姫はつねに、痩せを確認できる材料を探しているといえます。それは安心だけでなく、苦痛にもつながるものですから、その両極端な感情の狭間で落ち着くひまもない日々でしょう。

さらにいえば、痩せを自らのアイデンティティとしている場合、痩せの確認は自分探しでもあります。ただ、問題は世間的に見て、痩せ姫の痩せはなかなかアイデンティティとしては認められにくいということです。

そこに気づいてしまった人にとっては、痩せの確認もどこかむなしいものでしょうし、それは砂を嚙むような徒労感をもたらしていると思われます。

その徒労感について、ある痩せ姫はこんなコメントを寄せました。154センチで21キロまで痩せ、いっそこのまま死んで楽になれたらとまで思いつめたことのある人です。

「痩せてる姿を心配されて、嬉しく思ったら、それこそ果てしない儀式の始まり。つらいぞ、儀式は」

しかも、儀式はこれだけではありません。「確認」だけでなく、痩せをカムフラージュするためにもそれは必要なのです。

痩せのカムフラージュ

「百均に売ってるような250グラムのおもりを、
手足に2コずつ計4コつければ1キロ」

なぜ、痩せをカムフラージュする必要があるのか。そこにはまず、体型についてとやかく言われたりすることへのわずらわしさが関係しているでしょう。

前述のように、それは安心、あるいは快感につながることもあるわけですが、その言葉や視線があまり好意的でない以上、やはり嫌がる人が多い気がします。

と、ここでひとつ強調しておきたいのが、世間の誤解。摂食障害の人は痩せた体を露出したがるというイメージがけっこう広まっているのです。いや、医療の専門家にもそう考える人は珍しくありません。たとえば、こんな記述があります。

「家族たちが厭がるのに人目に立つ場所に出かけ、痩せた身体に注目を集めることを繰り返す。体力的にはおぼつかない状態になりながら、プールや海に行き骸骨のような身体に水着を着て遊ぶ」（註1）

たしかに、そういう痩せ姫もいないわけではありませんが……。明らかに少数派です。さまざまな事情から、露出を好まない人のほうが大半なのです。

というのも、いまやヒートアイランドと化した夏の日本において、若い女性がタンクトップにショートパンツのような姿で街を闊歩《かっぽ》するのは当たり前の風景です。しかし、そのなかに痩せ姫はまず見当たりません。

なぜなら、体脂肪の極端に少ない人にとって効きすぎた冷房は恐怖ですし、リストカットやアームカットの痕を隠したい人もいます。家族や恋人に露出を止められてしまうケースも含め、体型についてとやかく言われることのわずらわしさだって、大なり小なりあるでしょう。

そんななか、真夏コーデに挑戦するのはちょっとハードルの高いこと。ただ、そのハードルを越えられる人もいます。痩せすぎという意識が希薄だったり、いい意味で開き直れていたりするタイプの人です。

以前、女性週刊誌（註2）の拒食症特集にこんな痩せ姫が登場していました。158センチで30キロ前後の体型だった彼女は「見て、見て！　あの子、細～い」などと言われることがほめ言葉に聞こえたといいます。

「スリムな私が羨ましくて、そんな風にいうのだろうと思っていたので、周囲の声はぜんぜん気になりませんでした。細いのを強調するために、ミニスカートまではいていたくらいですから」

こういうタイプ以外にも、痩身効果を求めてプールやサウナに通う人だっています。ただ、繰り返しになりますが、露出するタイプはあくまで少数派なのです。

にもかかわらず「露出したがる」というイメージのほうが広まってしまったのは、人間の心理的特性によるものでしょう。人間は驚いたり、不思議に感じたりしたことを強く記憶するものです。また、露出していなければ、痩せ方も目立ちにくくなります。もちろん、夏にそぐわない厚着も驚きや不思議な感じをもたらしますが、痩せすぎを隠すためかもしれないという想像を呼んだりして、まだ理解に結びつきやすいのです。

しかし、病的な細さの露出はなかなか理解しがたく、ただただ驚きや不思議として感じられます。それこそ「見て、見て！　あの子、細～い」と声をあげたくなるほどに。その印象が強すぎるあまり、それが少数派なのに「露出したがる」という全体的なイメージへとつながってしまったのでしょう。

いずれにせよ、痩せ姫は露出をそれほどしないもの。それは精神的なわずらわしさだけでなく、自身のアイデンティティに関わる大きな危機を招くきっかけにもなりかねないからです。

そう、痩せ姫のアイデンティティといえば、痩せ。しかし、それを強調しすぎると、周囲は治療を勧めてきます。つまり、受診や入院などを余儀なくされ、その結果、体重を増やすことになって太（らされ）る可能性が高まるのです。

それゆえ、露出を避けるなどして、見た目をカムフラージュする必要が生じてきます。風呂あがりなどは要注意でしょう。また、体型について干渉してくる度合いには個人差もあるので、痩せた体を見せてもいい相手かどうかを見極めることも大事です。

あと、病人扱いされないためには、元気に振る舞わなくてはなりません。体力は落ちているのに、むしろ普通以上に元気なふりをしなくてはならなかったりして、このせいで疲弊する痩せ姫も少なくないのです。

ある痩せ姫は、165センチで31～32キロとなり、電車で席を譲られるほどやつれて見える状態にもかかわらず、職場で元気に見せなくてはならないことがとにかく疲れると愚痴っていました。

さらに、学生だと、体育や部活などで手足を露出する機会もありますし、そこで元気に振る舞い続けるのは至難のワザ。不安視した学校が、家庭に連絡をとったりするケースも目立ちます。

とまあ、痩せ姫のアイデンティティは常に、危険にさらされているといえるでしょう。

そして「体重」という問題です。これは痩せ姫にとって、数字的な拠りどころであるとともに、周囲にしてみれば、痩せ具合を探る格好のバロメーターとなります。当然、こんなふうに問いただされたりするわけです。

「また、痩せたんじゃない？　今、何キロなの？」

一方、痩せ姫は多めの数字を答えたりして、応戦。これが意外と有効だったりもします。実際の体重が30キロ台前半だとしても、

「40キロはあるよ」

30キロを切っていたとしても、

「38キロくらいかな」

そんな大幅なサバ読みが、信じてもらえたりします。健康な大人にとって、痩せ姫が到達する低体重は想定外のレベルですし、まさかそこまでは減っていないだろうという希望的観測も混じるからです。

ただ、医師などの専門家になると、そうもいきません。摂食障害の痩せ方は独特で、診る前に見ただけでわかる、ともいわれるほど。痩せ姫に接した経験が多くなればなるほど、5キロ10キロの嘘は簡単に見破ることができます。

そこで、新たな工夫が必要になるわけです。

体重測定の際、なるべく厚着をしたうえで、ポケットに重いものを入れたり、見えないところにおもりを巻きつけたり。尿意をギリギリまで我慢し、直前に大量の水を飲むというのも有効です。

ある痩せ姫がブログでアドバイスを求めたところ、

「手足につけるタイプのおもりがあるよ。百均に売ってるような250グラムのやつを、2コずつ計4コつければ1キロ。あとは水をガブ飲みだね」

と、別の痩せ姫が提案したり。治療においては、体重によってその方針が変わったりしますから、それこそ、100グラムの差が命運を左右したりするのです。

ある痩せ姫は治療中も体重が増えず、26キロを切ったらIVH療法を行なうと宣告されていました。高カロリーの輸液を静脈から入れるやり方です。

彼女はカムフラージュによってこれを何度か回避したものの、ある日、失敗します。抜き打ちの測定に薄着で体重計にのってしまい、表示された数字は25・8キロ。彼女はブログに「一生の不覚」と書きました。

実際、この痩せ姫にとって、それは大げさな表現ではなかったはずです。

「この体重を維持しているほうがつらいのに。私が好きでやっていることなのだから、手遅れになっても誰も恨まないよ。太ること、大きくなることが怖いんだ」

とまで、書いていたほどですから。いわば、彼女にとって痩せることは命がけの戦いだったのです。

そういえば「カムフラージュ」というのはもともと軍事用語で、偽装や迷彩を利用して敵をあざむくという意味です。痩せをアイデンティティとする痩せ姫は兵士さながら、痩せた体を守るために日夜戦っているようなものなのでしょう。

その主戦場のひとつが、体重測定。それは自分との戦いであるとともに、周囲との戦いでもあるわけです。

註1　『青年の精神病理1』笠原嘉／清水將之／伊藤克彦編（弘文堂）
註2　『女性セブン』1996年1月25日発売号（光文社）

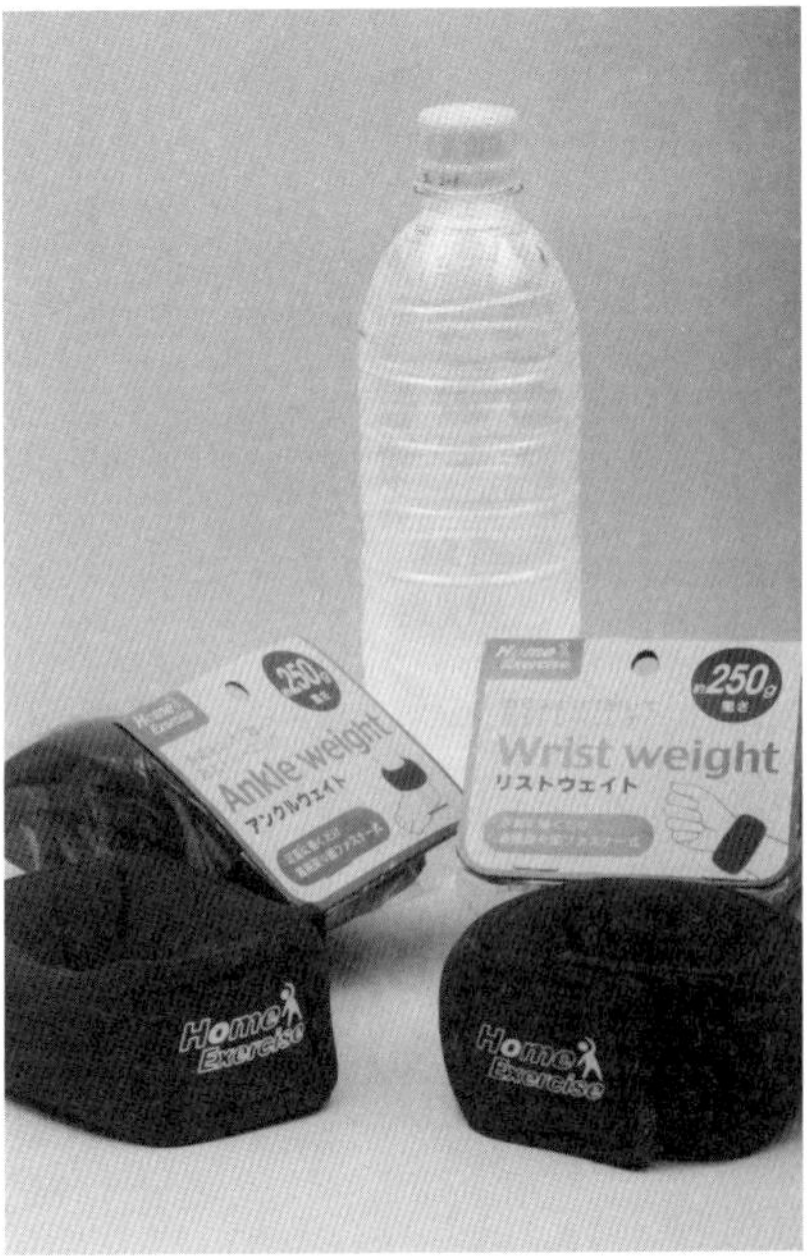

おもりを両手足につけ、水を大量に飲めば、2キロ近いサバ読みも可能。ただ、バレない保証はない。

停滞期

「それからは順調に減っていきました。

今考えると、ホメオスタシスにショックを与えたということかな」

そして、もうひとつの主戦場が食事。そりゃそうだろうと誰もが思うでしょうが、その苛酷さは想像を絶するものです。

まず、制限型においては、いかに少なく食べるか、いかに食べずにいられるかが命題となるわけですから、まさに本能との戦いです。いや、化かしあいといったほうがいいかもしれません。

たとえば、停滞期というものがあります。摂取カロリーが消費カロリーを下回っていれば痩せるはずなのに、そのうち、体が省力化して痩せにくくなるのです。その代表的なものが、生理が止まる現象でしょう。

こうした本能の抗戦に対し、痩せ姫は摂取カロリーをさらに減らしたり、過活動をエスカレートするなどして、突破しようとします。いわば、力攻めです。

が、ある痩せ姫は別のやり方で乗り越えました。それまで、朝食のみのダイエットをしていたところ、学校から帰宅後に「もう少し食べなさい」と母親に言われたのがきっかけです。ヨーグルトやサラダ、クリームチーズを泣きながら食べたという彼女。翌朝、体重が増えていることを覚悟して体重計にのると、示された数字は前日より400グラム減っていたそうです。

「すかさず、ママに感謝しました。低体重になると、そのたった400グラムでも減らすのが難しいのです。ずーっと停滞していたのに、それからは順調に減っていきました。今考えると、ホメオスタシス（註1）にショックを与えたということかな」

つまり、それまで少ないカロリーでやりくりしていた体が、これからまた多くのカロリーが入ってくるようになると勘違いしたのでは、というわけです。もちろん、すべての人に有効な戦略だとは限りませんし、それを機に、過食が始まるおそれもあります。

また、この痩せ姫は順調に体重を減らしすぎた結果、大好きなバレエのレッスンを一時期、休まなくてはならなくなりました。体の省力化には、筋肉や骨の減少、臓器の萎縮なども含まれるため、用心が必要です。

とまあ、本能との戦いというだけでも、綱渡りをしているようなものなのですが……。そこに、周囲との戦いも加わるため、両面作戦を強いられることになります。痩せ姫の食生活は世間から見れば異様なので、とがめられたり、普通に食べることを強制されたりするからです。

これに対し、自分の望む食生活を貫き通すのはなかなか難しいことです。若ければ若いほど、痩せれば痩せるほど「ダイエットをしているの」とか「胃腸の調子がよくなくて」などの言い訳ではごまかしきれなくなります。「ちゃんと食べてる？」という、周囲からの責めるような声に「ちゃんと食べてる！」と言い返し続けることも、ストレスを増幅させるのです。

とりあえず、最良の方法は一緒に食べる機会を極力減らすというものでしょうか。独り暮らしでない場合でも「自分の部屋で食べる」とか「外で食べてきた」など、いろいろと理由をつくることは可能です。

また、どうしても一緒に食べなくてはならないときは、できるだけゆっくり食べるというのも有効でしょう。小さなパンを細かくむしりとりながら小鳥がついばむように食べたり、ハンバーグならひたすら切り刻むだけで口には入れないようにしたり。そうやって時間切れを待つわけです。

もちろん、料理を残せば残すほど、注意や心配を招きますし、本人も罪悪感を覚えるかもしれません。実際、痩せ姫はみな、罪悪感と痩せ願望の狭間で激しく葛藤しているものです。

というのも「残す」というやり方だけではしのぎきれず、さらに進んだやり方をとらざるをえないことも多いからです。

家族が目を離した隙に、炊飯器や鍋などに戻すとか、ポケットのなかのビニール袋に入れ、あとでこっそり捨てるとか、自分の部屋に持ち込んでから、やはり家族にバレないように捨てるとか……。弁当なども、一部もしくは全部を外で捨ててしまうケースは珍しくありません。

そういえば、ツイッターでこんな目撃談を目にしたことも。

「駅のゴミ箱にお弁当の中身を捨ててた女子高生がいたのね。手も足もガリガリで、明らかに拒食症。妹に聞いたら、その子が捨ててるところ、何度も見てるって。本人もつらいのかもしれないけど、親の気持ちを考えると涙が出るわ」

　バレンタインデーにもらった「友チョコ」も、またしかり。バレンタインやクリスマスといった、食、それも太りやすい食べ物が絡むイベントは痩せ姫にとって戦いの場です。実際、せっかくの友チョコだからとか、クリスマスのチキンだからといった思いで口にしたことが過食に転じる引き金になってしまった、という話はよく見聞きします。

　とはいえ、こうした両面作戦に成功して、痩せていくことは快感ももたらすでしょう。ロシアのテレビ番組に登場して、日本でも「天使すぎる」痩せ姫として話題になったセーニャという女性は、自らのダイエット方法を「勝利」と命名していました。

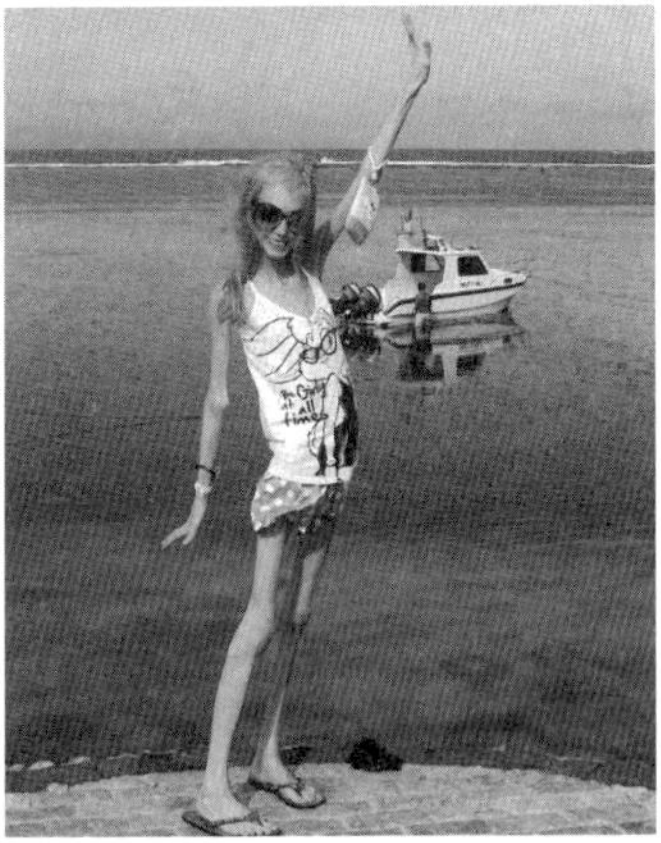

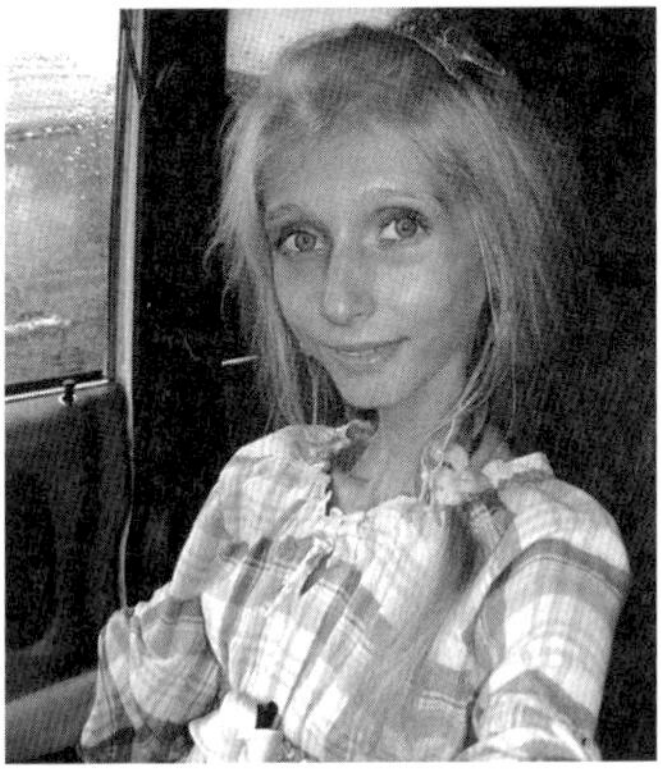

痩せ姫大国ともいうべきロシアのセーニャ姫。現在は健康とされる範囲の体型になっているが、美人度はそのままだ。

150センチ台半ばの身長で、20キロ台前半にまで体重を減らし、下着姿で楽しそうにダンスを披露した彼女。それは勝利の凱歌《がいか》でもあったわけです。

一方、排出型においての命題はもちろん、いかに少なく吸収するか、いかに吸収しないでいられるか、ということです。そこからすでに触れたような「完吐き」や「ミラクルマー」といった言葉も生まれてきたわけですが、そうした本能との戦いとは別に、こちらにも周囲との戦いが存在します。

まずは、過食嘔吐などの痩せるための秘術をいかにバレずに行ない続けられるか。とくに、家族や恋人と一緒に暮らしている場合は重大かつ困難なテーマです。

場所や時間に細心の注意を払うことは当然として、不審の念を抱かせない、あるいはそれをかわすことが必要になります。というのも、食べているのに太らない、あるいは痩せていくということになれば、何かあるのではと疑うのが普通の感覚ですから。

「まさか、吐いたりしてないよね？」という声に対し、嘘をつくのは後ろめたいことです。しかも、食べたものを吐くこと自体、後ろめたいことなので、二重の罪悪感にさいなまれることとなります。

「痩せの大食い」というキャラを演じるにしても、限度があるでしょう。何せ、過食嘔吐がエスカレートすると、一度に食べる量もハンパではなくなります。そのため、誰かと一緒のときは少食に徹するなどのカムフラージュをする人が多いようです。

もちろん、一緒に暮らす人に思い切って打ち明ける方法もあるわけですが、かなりの勇気が要ります。実際、全面的に受け入れてもらえるとは限らないのです。

その理由としては、制限型と比べ、排出型の痩せ姫は同情されにくく、むしろ反感さえ招きがちだということが挙げられます。道徳的によしとできない人も多いですし、経済的に見てもムダではないかと。本人に代わって過食費用を出している立場なら、なおさらでしょう。

そう、じつは排出型においては「お金」の問題も重要です。とくに過食嘔吐がひどくなればなるほど、その費用はかさむことに。学生のお小遣いはもとより、社会人の給料であってもまかないきれなくなったりします。と同時に、極度の痩せや過食時間の長さから、バイトや仕事もこなしにくくなるのです。

そんな事情から、バイキング、つまり食べ放題の店を利用する痩せ姫も目立ちます。一定の料金でいくらでも食べられるのですから、天国のような場所のはずですが……。世の中、甘くはありません。そこはときに、地獄にも変わってしまいます。

註1　ホメオスタシス(恒常性)とは、生物がその内部環境を一定に保とうとする性質。この女性はここで、体が少食に慣れ、体重が落ちにくい状態になっていたという意味で使っている。

バイキング

「時間無制限だから、まだまだ食べるけどね
（略）とりあえず、店は出たけど。泣きそう」

天国と地獄、としてのバイキング。それを痛感させられたことがありました。ある痩せ姫のツイッターを見ていたときのことです。

「ランチバイキングに来たよー。これから飯テロツイートしちゃうんで、見たくない人、ゴメン」

昼どきに機嫌よくつぶやき始めた彼女。テーブルいっぱいに、さまざまな料理が並ぶ画像もアップされ、たしかに飯テロといいたくなるようなツイートが続きます。

そのテンションは高まる一方で、そのうち、

「そろそろ一度、吐いてくる。時間無制限だから、まだまだ食べるけどね」

しかし、わずか数分後、状況が一変するのです。

「やばいことになっちゃった。とりあえず、店は出たけど。泣きそう」

そこに心配するツイートなども寄せられ、彼女による説明が始まりました。

「あのね、トイレから戻ったら店員さんが近づいてきて〝今、吐いていらっしゃいませんでしたか〟って。〝もし、故意にそうされているのでしたら、そういうお客さまにはご遠慮していただいているのですが、本当に大丈夫ですか〟って言われたの。とりあえず〝大丈夫です〟って答えたんだけど、バレたのかな。もう、それ以上、店の中にはいられなくて。なんかまだ、心臓がバクバクしてる」

本人いわく「そこは初めて行った店」だったそうですが、

「体型で怪しまれたのかも。たしかに、他のお客さんからはジロジロ見られてたけどさ」

実際、この人はかなりの痩せ姫体型でした。そう、じつはバイキングをやっている店には排出型の拒食症者を敬遠するところも珍しくないのです。

そのいちばんの理由は、経済的なものでしょう。一般女性の数倍以上食べられるうえ、何度も吐いては食べ直すような人に来られては商売あがったりというわけです。

当の痩せ姫たちも、自嘲気味にこんなことを言っています。

「食べ吐きできる子10人くらいでバイキング行ったら、店のもの食いつくせそうだね」

「ここの垢（過食嘔吐をしている人たちのアカウント）全員で食べ放題行ったら、その店つぶせるんじゃない」

それゆえ、こんな但し書きを入口に貼る店も。

「当店では、お客様の健康長寿に寄与できるよう願いを込めて食事の提供をしております。よって『摂食障害』をお持ちの方のご利用はご遠慮させていただきます。※これはあくまでも営業方針の一つで、障害を差別するものではありません」

もっとも、そういう但し書きがない場合、その店がどれくらい敬遠しているのかはわかりません。また、店によっては、

「何度もトイレに行かれていますが、体調がよろしくないのですか」「ずいぶんお召し上がりのようで、料理人も喜んでおります」

といった声をかけてくる場合も。これが本当に「心配」や「感謝」かどうかの判別も難しいものです。「嫌味」だとしか受け取れず、その店に行けなくなる痩せ姫も少なくありません。

とはいえ、店側にすれば、大食いすぎる客を敬遠するのも致し方ないことでしょう。たとえば、相撲の聖地である両国界隈では力士お断りという店もありますし、強豪相撲部のある大学のそばで焼き肉の食べ放題を始めたためにすぐ閉店に追い込まれたという話も聞きます。

力士や相撲部員のケースと似ているのは、排出型の痩せ姫も見た目でわかりやすかったり、疑われやすいこと。しかも、テレビなどの影響で、過食嘔吐のことは以前より知られるようになってきました。驚くほど細い女性が驚くほど食べていたり、トイレに何度も行っていれば、店からマークされてしまうわけです。

そういう意味で、バイキングを安全に楽しむにはそれなりの注意が必要でしょう。体型がわかりにくい服を着るとか、同じ店に続けて行かないとか、食べる量もトイレに行く頻度も控えめにするとか……。実際、途中で吐きたい気持ちを我慢して、店を出てから、かなり離れた場所にあるトイレで吐くようにしている痩せ姫もいたりします。

覚えておきたいのは、経済的理由以外に、吐くことを前提にしているような食べ方自体がマナー違反だとされやすい現実です。食を存分に楽しめないのはつらいことですが、一定の慎みを持っておくことで、店側の印象も多少はよくできるのではと感じます。

それにしても、痩せ姫とは生きづらい存在です。今、マナー違反という言葉を使いましたが、じつはそれ以上のこと、すなわち法律に触れる行為に手を染めてしまうケースもありがちなのですから。そのひとつが、万引きです。

たとえば、2013年に出版された『彼女たちはなぜ万引きがやめられないのか？　窃盗癖という病』（河村重実）（註1）という本は、この問題について書かれたものです。監修者は、摂

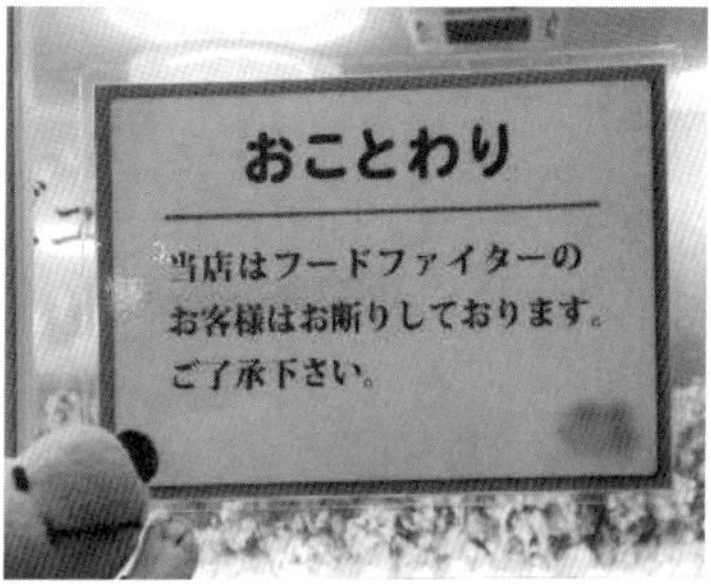

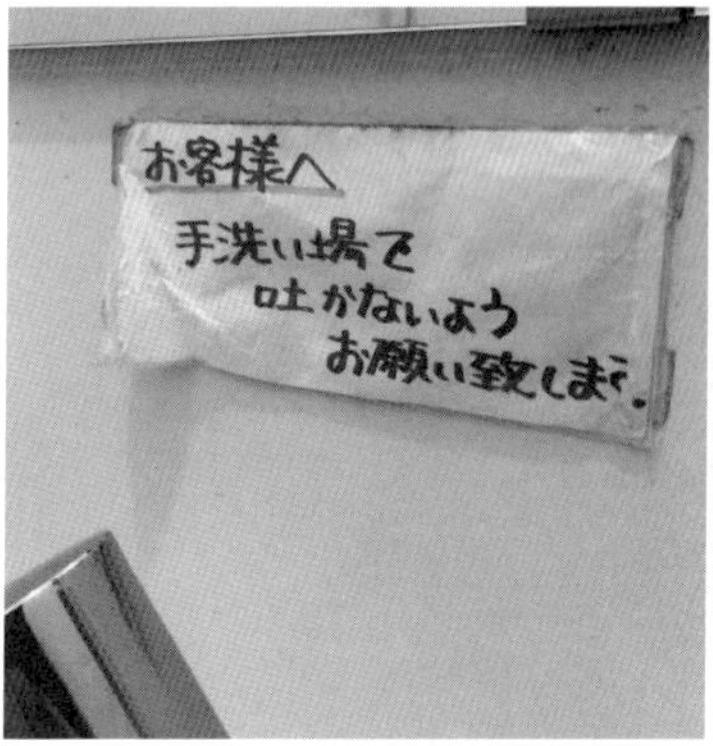

ある痩せ姫いわく「食べさせてもらえないこと以上に、自分が疎外される対象だと気づかされることがつらい」。

食障害の治療でも知られる赤城高原ホスピタルの竹村道夫院長。第1章のタイトルは「窃盗癖と摂食障害」で、巻末には窃盗癖だけでなく、摂食障害のチェックリストや自助グループの案内も掲載されています。
そんな本が書かれるほど、この問題は根深いともいえるのです。

註1　『彼女たちはなぜ万引きがやめられないのか？　窃盗癖という病』河村重実／監修・竹村道夫（飛鳥新社）

万引き

「できることなら、あのままずっと入院していたかったです」

摂食障害と万引きの問題についてはかなり前から専門家のあいだでは知られていて、95年に上梓した自著『ドキュメント摂食障害』（註1）でも取り上げています。そこでは、プロ化して「女スリ」となり、10回も逮捕された事例に触れつつも、実際にそういうレベルまで行くことはまれなこと、医師と警察、スーパーマーケットなどの連携により、できる範囲で寛大に見ていこうとする動きもあることを紹介しました。

印象に残っているのは、医師のこんな言葉です。

「患者さんの部屋で、見慣れない高価な物を見つけたお母さんから相談されたりもするんです。そんな時は、病気のことを手紙に書いて、匿名で返送されたら、と。もし、破損していたら、相応の差額を入れてね。患者さんではなく、病気が盗ませるんですから」

では「病気が盗ませる」とは具体的にどういうことかというと——。

もちろん、摂食障害における万引きには過食経費の問題があります。そこには「どうせ吐くのだから」とか「親のカネを使ってはもったいない」といった自己正当化も働いていたり。ただ、そこまで現実的かつ直接的な理由だけで、罪を犯せるものではありません。

空腹感や食べ物への執着心から、頭が真っ白なパニック状態になって思わず手を出していたり、非日常的なスリルを味わうことで無意識にストレスを解消しようとしていたり。また、親などの注意をひくことや、心配されることをひそかに期待しているケースもあります。

そして、その根っこにはどこか自暴自棄な気持ちが潜んでいるような気がします。

そういえば『ジャック・デロシュの日記——隠されたホロコースト』（ジャン・モラ）(註2)という小説に、ヒロインが万引きをする場面が出てきます。彼女は親族がかつて犯した罪を自分だけが知ってしまったことを機に拒食症になるのですが、万引きをしてもなお、腫れ物に触るような対応しかしてこない親に対し、こう言うのです。

「どうしてママは万引きの理由を尋ねないの？　パパだってそうよ。パパも何も聞かなかった！」

彼女いわく、万引きをしたのは「つかまえてもらうためよ」。しかし、それだけでは彼女の知られざる苦悩は伝わらず、こんな思いにいたります。

「わたしはある決心をしたが、そのことでひどく不安になっていた。だからこそわたしは、スーパーで万引きをしたのかもしれない。ママがわたしに万引きの理由を尋ねたとき、ママが何も理解してくれなかったことが悔やまれる。〝わたしをつかまえてほしいからそうしたの〟これ以上のことを言うわけにはいかなかった。」

ある決心とは、親族の罪を告発することでした。が、万引きをしてつかまることで、警察にそれを話すことができるという理性的な計算が働いていたわけではありません。病気になっても気づいてもらえず、もうどうにでもなれという捨て鉢な気持ちのなかで、最後に残された打開策として無意識的に行なわれたという印象です。

実際、親からは期待した対応が得られませんでした。ただ、彼女の病的な細さと家庭の裕福さなどとのギャップに何かを感じ取ったスーパーの店長が関心を示したことで、展開は変わっていきます。

とまあ、このケースはちょっと特殊なのですが、痩せ姫の万引きには大なり小なり、袋小路に陥った人がSOSをアピールしようとしていたり、過剰なストレスのなかで必死にバランスをとろうとしていたりという要素も作用しているのでしょう。

たとえば『彼女たちはなぜ万引きがやめられないのか？』には、さまざまな「なぜ」が語られています。そのなかでも、心に残ったのがこんな告白です。

「万引きも薬物も、私にとっては現実逃避というよりも、心のバランスを取るための方法だったのかな、と思うんです。シーソーの片方につらい現実があって、そのストレスで負荷がかかっている。それが重いがゆえに、もう片方にもヘビーなものが乗らないと、バランスが取れなかったんでしょう。なんとか社会生活をしていくために、ある程度〝平気な顔〟をする必要があるじゃないですか。そのためには、つらいことを忘れる時間が必要だったんです」

たしかに、人は誰もがバランスをとりながら生きています。ただ、多くの場合、それは善と悪、正と負の使い分けだったりします。会社でパワハラに悩まされている人が家庭ではDVで発散していたり。しかし、この告白者は多重嗜癖《しへき》でした。その依存対象はダイエットに過食、

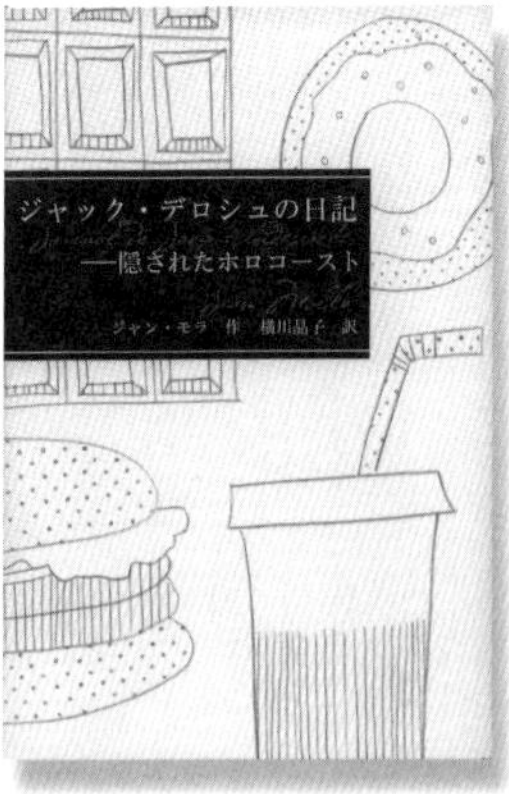

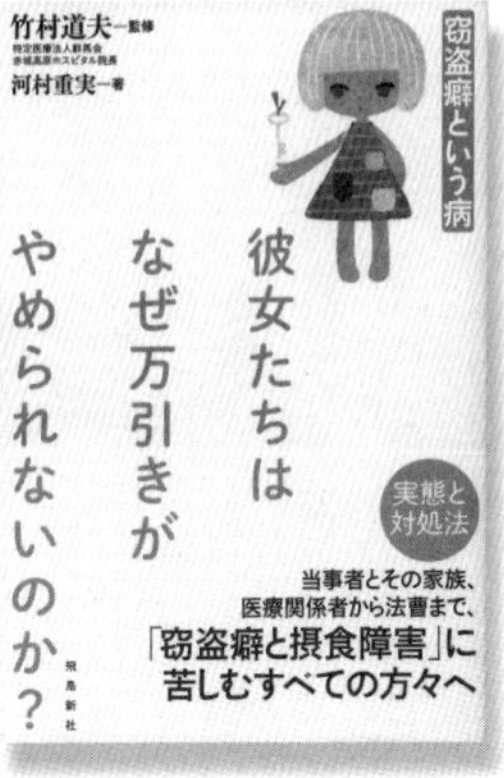

上　主人公は正義感の強い少女。親族の過去の罪を許せない気持ちと拒食に走った心理には通じるものがある。

下　著者は身近に「患者」がいたことから取材を開始。当事者たちの悲痛な肉声も多く紹介されている。

万引き、援助交際、薬物など多岐にわたり、それらをとっかえひっかえ行なうことで、つらさをまぎらわせていたのです。

その対処法は、多重債務を抱えた人にも通じる気がします。つらさをまぎらわすために、摂食障害という世間的には病的とされるやり方に頼り、そのつらさをまぎらわすために、窃盗や売春といった世間的に罪とされるやり方に頼るというのは、借金をより利息の高い借金で返済するようなものでしょう。いや、それはもう、利息分の返済くらいにしかなっていないのかもしれません。

つらさを忘れられるのはほんの束の間で、差し引きで考えれば、つらさだけが増していく、そんな状況にすら思えます。つまりはそれほど、食という生きることの基本がうまくいかなくなることの影響は大きなハンディとなるわけです。

ちなみに、万引きのような行為も人間の本能的なものだとする見方があります。原始、生き延びるためには知恵や道具を駆使して、食糧になるものを他の動物から「盗む」ことも必要だったことから、その記憶が刷り込まれているのだと。

さらにいえば、人間には、罪を犯すことでしか自我を確認できないという行動パターンもときに見られます。たとえば、三島由紀夫の小説『金閣寺』のモデルとなった青年僧は、統合失調症になりかけていました。寺に放火したのは、そうでもしないと自我を確認できなかったからだという説もあります（註3）。

つまり、窃盗癖がついてしまうと、それが自我の確認、言い換えれば生きている実感を得るためになくてはならないものにもなってしまうわけです。それはもう、アルコール中毒などと同じ状態でしょう。犯罪であるぶん、この世での生きづらさはそれ以上だとも考えられます。

そういう意味で『彼女たちはなぜ万引きがやめられないのか？』には、象徴的な告白がありました。十数年にわたって、過食嘔吐と食材の万引きを繰り返してきた女性のものです。三度目の服役を前に、入院治療を受けたあと、彼女は主治医に宛てた絵葉書にこう書きました。

「近頃、たまに、入院生活は現実だったのかしら、と考えることがあります。楽しい夢でも見ていたような、あんなに暖かい空気に包まれた場所は初めてでした。できることなら、あのまますっと入院していたかったです。素敵な思い出をありがとうございました」

この絵葉書を投函した彼女は、家に戻り自殺。35年の生涯を閉じることとなります。入院中は窃盗癖を治してもう一度やり直せるのでは、という希望も抱けたものの、退院後、服役が近づくにつれ、刑務所生活の恐怖がよみがえり、また、病院以外の場所では「誰からも眉をひそめられる存在」でしかないというあきらめにさいなまれた結果でした。

痩せ姫には病院、とくに入院を嫌がる人も多いなか、彼女にはもう、入院生活にしか安息の地はなかったのでしょう。窃盗癖という、反社会的な症状が加わってしまったときの深刻さを痛切に感じさせるケースです。

さて、摂食障害と反社会的なものといえば、触れておきたいことがもうひとつあります。援助交際です。

註1　『ドキュメント摂食障害』加藤秀樹（時事通信社）
註2　『ジャック・デロシュの日記——隠されたホロコースト』ジャン・モラ（岩崎書店）
註3　『倒錯——幼女連続殺人事件と妄想の時代』伊丹十三／岸田秀／福島章（ネスコ）

援助交際

「正直、怖いし、気持ち悪いし、惨めな気もするけど、
愛してもらえる嬉しさもあって」

援助交際というのはれっきとした犯罪で、売春の一種です。ただ、万引きと窃盗のイメージが違うのと似て、こちらもカジュアルというか、軽い感じがします。「円光」や「サポ」「パパ活」といった、罪悪感を薄める隠語もいろいろ生まれ、そのためか、手を出す女性が少なくないのも周知のとおり。痩せ姫もまた、ご多分に漏れず、です。

ある痩せ姫がツイッターのアンケート機能を使って、
「デートや〝縁〟でおカネもらったこと、ある？」
と尋ねた際、「ある」は48パーセントという結果でした。回答者がすべて痩せ姫だとは限ら

ず、また、実際の割合はもう少し低いのではという気もしますが、それなりの数の人が経験しているのもたしかでしょう。

そのなかには、児童売春にあたる18歳未満の人もいます。その場合、本人は処罰されないとはいえ、そんな法的にも「守られるべき存在」とされる年頃の少女たちが、SNSで援交について告白しているのを目にすると、ドキリとします。

「明日、処女捨ててくるよ。10(万円)出してくれるって言うから」

それに対し、

「気をつけてね。あと、おカネは先払いにしてもらわないと。騙すヤツもいるからさ」

と、アドバイスする人がいたり。かと思えば、おカネだけもらって、途中で逃げようとする痩せ姫もいて、別の意味でハラハラさせられます。

とまあ、そのケースはさまざま。ただ、キスだけで1万円とか、ボディタッチと水着撮影で3万円とか、そういう取り引きは魅力的に思えたりもするのでしょう。過食嘔吐で小遣いがどんどん消える中高生の目には、手っ取り早い小遣い稼ぎに映るのかもしれません。

また、おカネ以外に得られるものもあります。ある中学生の痩せ姫は、こう言いました。

「私のこと、すっごく細くて可愛いねって褒めてくれました。正直、怖いし、気持ち悪いし、惨めな気もするけど、愛してもらえる嬉しさもあって、よくわかんない」

痩せ姫の心理には共通して、愛情への飢えが潜んでいます。援助交際には、それを一瞬、わずかでも満たす作用があるというのも、見逃せないところです。

しかし、そんな「癒し」の効果より「ストレス」という逆効果のほうが大きいのではというのが、個人的印象です。というのも、痩せ姫には大なり小なり、性的なものへの嫌悪感や苦手意識があるからです。そういう人が愛情への飢えをかりそめの性的関係で満たそうとするのは、やはり無理があるのではという気がしてなりません。

それでも、援助交際などの売春に向かう痩せ姫が一定数いるのはどういうことなのか。それを考えるうえで、参考になるかもしれない事例が存在します。97年に起きた「東電ＯＬ殺人事件」です。

これは、東京電力のエリート社員だった39歳の女性が何者かによって殺された事件。彼女はその5、6年前から、帰宅途中に渋谷で「立ちんぼ」と呼ばれる個人営業の売春をしていて、また、容姿や行動から拒食症と思われる人でした。

その発症には、大学在学中に最愛の父が亡くなったことと、職場での挫折が関係していたようです。ただ、そこまではわかるとして、驚かされるのは売春婦としての働きぶり。彼女は退社から終電までの数時間に、一日4人というノルマを自らに課していました。それも、日中は会社員の仕事をこなしながらです。

これはもう、売春が一種の生きがいになっていたということかもしれません。あるいは、何らかの底知れない不全感を、一時的にせよ、いくらかにせよ埋めるための必死の行為だったのではと。万引きを繰り返すケースと同じで、自我を確認したり、生きている実感を得る術が売春しかなかったというのは、十分に想像できることです。

その姿は世間的に見て、自暴自棄にも見えることでしょう。ただ、自傷的、自虐的、自滅的にしか、自我の確認や生きている実感を得ることができない人もいます。この女性や、さきほど紹介した中学生などは、おそらくそういうタイプか、もしくはその予備軍なのです。

もちろん、そこには痛々しさやむなしさのようなものが漂っています。その正体について考えるとき、ふと思い出されたのがこんな言葉です。

「食べ物は愛の代用品ではない」（註1）

これについては、過食から抜け出す方法としてのちほど詳しく触れるつもりですが、要は過食の背景に、満たされない愛を食べ物で埋めようとする心理が働いているということです。つ

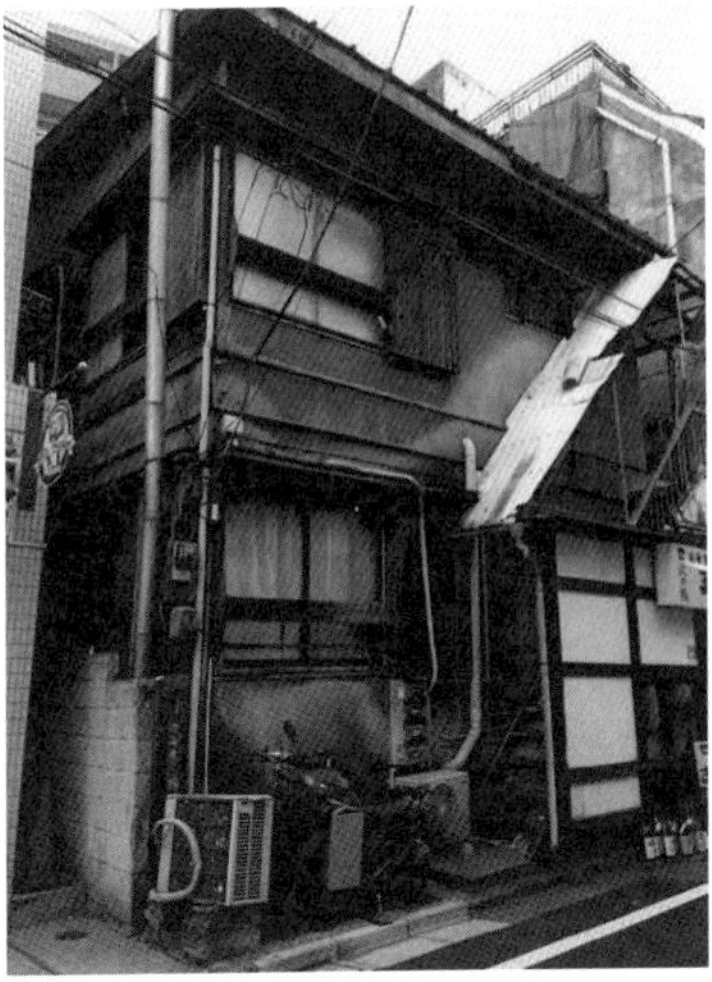

殺害現場のアパートは今も残存。華やかな渋谷の片隅で起きた惨劇は、飽食のなかでの拒食という構図にも通じる。

まり、食べ物が愛の代用品にならないことに気づくことが大事なのだと。それと同じで、売春や援助交際も、愛の代用品にはならないわけです。いわば「愛のないセックス」なのだから、当然といえば当然ですが……。

しかも、万引きのように、摂食障害の「症状」だという見方が浸透し始めているわけでもありません。見つかれば、情状酌量される可能性は低いでしょう。

では、合法的な性風俗産業の場合はどうなのか。じつは、こうした世界で働く瘦せ姫も一定数います。もちろん、この場合でも「癒し」より「ストレス」が上回ることを危惧してしまいますが、ここではあえて、ひとつのメリットについても書いてみます。

それは自力で稼ぐことが自信につながったり、社会勉強になったり、さらには性的なものへの耐性がつくこともあるのでは、ということ。性的なものの本質については、たとえばこんな表現があります。

「あいつは見てるよ。めすとみりゃ、なんにでものしかかっていくのさ。あたいでも、スパニエル犬でも、ニワトリでも、めす馬でも。なんとかできると思えば、裁縫用のマネキンにだってのしかかるさ。だから、ね、あんたみたいな骸骨でもね！」

これは『キルト——ある少女の物語』（スーザン・テリス）（註2）という瘦せ姫小説に出てくる一節です。望まない結婚を拒否したい衝動から拒食症になり、性の対象から逃れられたと安心していたヒロインはこの言葉を突きつけられ、戦慄します。

また、実話をもとにしたと思われる『拒食症の家』（吉川宣行）（註3）には、阪神大震災直後にプールで泳いでいた拒食症の女子高生が見知らぬ男にレイプされる話が描かれます。それこそ「なんにでものしかかっていく」男性が少なからず存在することは、東電ＯＬのケースを見ても明らかでしょう。

とまあ、男性の性はときに乱暴で大ざっぱです。もちろん、法律上は最終段階まで行くことは禁じられているわけですが、こうした性的本質のひとつに対して、慣れるというかあきらめを持つことがプラスに働くこともあります。人によっては、あるいはケースバイケースで、こういう仕事に挑戦することが転機になったりもするわけです。

註1　『子どもたちの生と死』芹沢俊介（筑摩書房）※愛と過食の問題については90～92頁を参照。
註2　『キルト——ある少女の物語』スーザン・テリス（晶文社）
註3　『拒食症の家』吉川宣行（エピック）

風俗

「もっと太ってから来てほしい、と言われました。
あと10キロ以上増やさなきゃいけないみたい」

ただし、痩せ姫と性風俗産業との相性は必ずしも良好とはいえません。前述した、性的なものへの嫌悪感や苦手意識もそうですが、世の男性の多くが求めるエロスと彼女たちのエロスとのあいだにズレがあるのも否めないからです。

世の男性の多くは女性の「肉感」を好み、母性的なやすらぎを期待しがちです。一方、痩せ姫は肉感に乏しく、その少女的な儚さを愛する男性もいるとはいえ、あくまで少数派です。それこそ「なんにでものしかかっていく」ような男性であっても、選べるなら前者を選ぶという傾向が強いのです。

それゆえ、痩せの度合によっては、面接で落とされてしまうことも珍しくありません。

「顔は合格なんだけど、その体型では雇えない、って言われちゃった」

などというつぶやきを、SNSではしばしば目にします。

また、採用されたとしても、仕事現場ではさまざまな苦痛が待ち受けています。体型を理由に、いわゆる「チェンジ」ということにされたり、瘦せ姫ならではのセクハラに遭遇したり。

どんなセクハラかというと、いきなり腕や脚を触られて、

「うわっ、ホントにガリガリだな。絶対、拒食症だろ」

と、勝手に診断されるとか、

「食べては吐く、っていうパターンか。今度来るときには、もうこの世にいなかったりして」

などと、不吉な予言をされるといったものです。

じつは男性には「女性の体型をいじって楽しむ」という性癖も普遍的に存在するため、太った女性同様、瘦せた女性もその格好の対象となります。まして、お金を払って性的サービスを

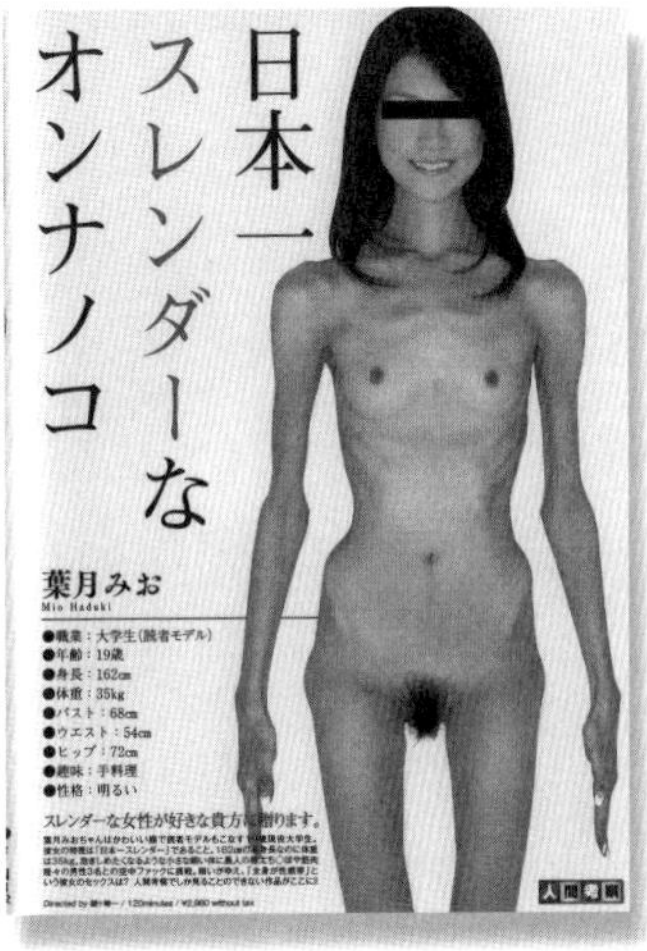

『日本一スレンダーなオンナノコ』……拒食体型の性的需要といえば、こうしたAV作品も。大きなカバンに入れられ、運ばれるシーンなどが印象的だ。

受けに来ていて、アルコールなども入るのですから、その性癖は全開になりがちです。

そんなセクハラを笑ってやり過ごせる痩せ姫は少ないでしょう。というより、こうした性癖に平気で耐えられるような人はそもそも摂食障害にはならない気がします。

それでも、性風俗産業で働こうとする痩せ姫が一定数います。その最大の理由は経済的な事情でしょうが、それ以外に、精神的なものも作用しているように感じます。

たとえば、21世紀に入った頃から、キャバクラ嬢が人気の仕事になってきました。男性への接待を主目的としながらも、綺麗なドレスを着て、華やかに化粧し、ちやほやもされることで、お姫さま気分を味わえるところが魅力なのでしょう。子供の頃、アイドルやアニメで姫的なものに憧れた人にとっては、その延長線上にある自己実現のひとつなのかもしれません。

痩せ姫にもそういう憧れを持ち続ける人は多い印象です。また、性風俗産業では人とのつながりも得られたりします。あるいは、あえて性的な現場に飛び込むことで何かを飛び越えることを目指す気持ちも秘められているのでは、と感じたりもします。

そういえば、BMIがひとケタという体型でありながら、夜の仕事をしたがっている痩せ姫がいました。体重は標準の半分もない状態ですから、面接を受けても、

「もっと太ってから来てほしい、と言われました。あと10キロ以上増やさなきゃいけないみたい」

ということになります。拒食歴も長く、すでに20代後半にさしかかっていて、太れば夢に近づけることを理解しながらも「今の自分には〝痩せ〟しか残されていないから、それにしがみ

ついてしまっている」と、あきらめ気味に語っていました。

しかし、彼女は体重を増やすことに成功。ＢＭＩ14くらいの、キャバ嬢などならぎりぎりありえる体型になって、夜の店で働き始めます。仕事をすることにより、新たなストレスも生まれたものの、指名客がついたりすることで、自信や生きがいも感じられるようになっていったようです。

ところで、激痩せ期の彼女でも、面接で採用になることはありました。ちょっとマニアックな客を相手にする店です。あくまで少数派ながら、女性に肉感ではなく「骨感」を、母性ではなく「少女っぽさ」を求めたりする男性もいますから、そこでは痩せ姫のエロスが有効に作用

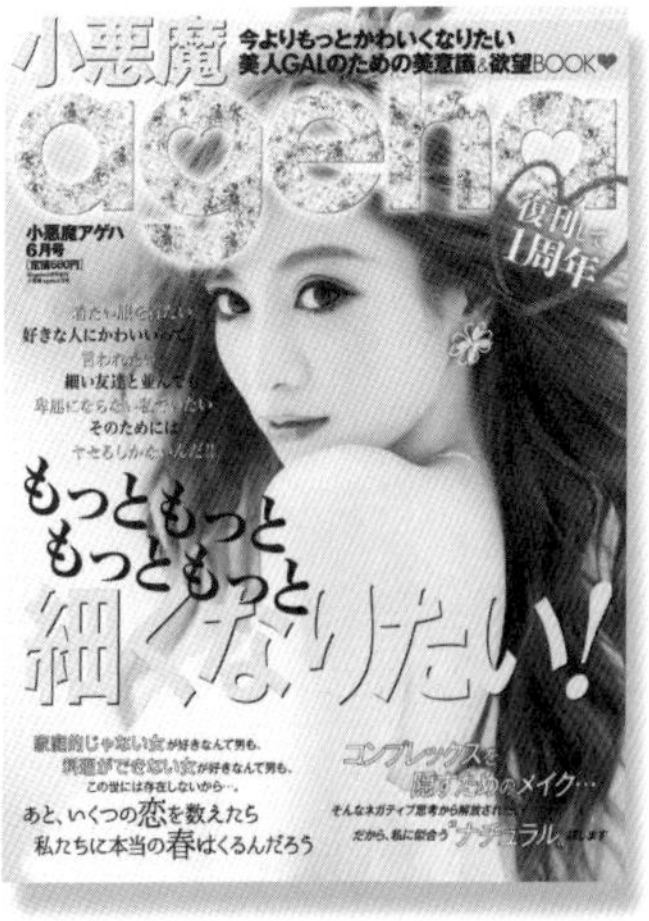

キャバ嬢のバイブルともいわれる雑誌『小悪魔アゲハ』（２０１６年６月号）。看板モデルの愛沢えみりは１６４センチ39キロ、太ももは43センチだ。

します。

具体的な名前を挙げれば、東京には「貧乳パラダイス」、大阪には「貧乳女学園」のようなデリバリーヘルス系の店がありますす。胸の小ささは体の細さとある程度比例しますから、そこには拒食体型の人も在籍していて、それこそ、158センチで33キロ、スリーサイズは上から68・49・75というような体型の痩せ姫が普通に働いているわけです。

一方、男性の側にもそういう女性を求めて、情報交換などをする動きがあり、2ちゃんねるには「ガリガリに痩せた風俗嬢っていませんか?」というスレッドが立っていたりします。そこでは体重20キロ台の痩せ姫が「神」などと呼ばれて崇められるのです。

ただ、このようないわば「ガリフェチ」の存在は、ぽっちゃりした女性を好む「デブフェチ」に比べ、世間的にマイナーな印象です。また、細い女性は好きだけど、拒食症レベルまでいっていると無理、という男性もいます。それでも、拒食体型の痩せ姫にこそ魅力を感じる男性が一定数いるというのは、まぎれもない事実です。

気になるのは、痩せ姫とガリフェチの関係。じつはあいにく、女性が性的なサービスをする店を利用する習慣がないため、ネット上で見聞きすることから想像するしかないのですが、そこにはやはり、独特の交流が生まれたりするようです。

たとえば、ある風俗嬢のブログにはこんなエピソードが綴られていました。引用してみます。

「はじめて本当のガリフェチ様にお会いできた。(略)浮き出るアバラや引っ込みまくっている胸や魅力のないお尻や頼りない二の腕を時間いっぱい鑑賞されました」

この男性は彼女の体重を当ててみせたり、持参したメジャーでサイズを測ったりしたそうです。ガリフェチにとって、痩せ姫の体重やサイズを知ることはそれ自体が快感なので、気持ちはよくわかります。

それとともに、トークも楽しんだようで、彼女はこんな感想を抱くこととなりました。

「たぶんかなりの数のガリガリ女子を見てきているのが話していてわかりました。でもすごくいい方で全然悪い気がしませんでした。むしろガリすぎて言えない体重や食べても太らないキャラを演じなくていい安堵感で。摂食障害の女子をあそこまでわかってる人いるんだなあ。（略）初めて会ってこんなに胸打たれる話をしたのは初めてです」

もちろん、痩せ姫とガリフェチとがいつもこうした交流ができるとは限りません。これはむしろ、かなり幸せなケースでしょう。

自分にもネット上で知り合ったガリフェチの男性が何人かいます。その印象として、拒食体型の痩せ姫を好む男性はその精神性にも惹かれていることが多いのではと感じています。

実際、自分も妻子持ちでなければ、そういう店で働く痩せ姫と交流したいと考えるかもしれません。それがきっかけで、恋が始まることを夢見たり……。そんな男性も確実に存在するのです。

落穂ひろい 1

「かき氷は人間がとりあえず生きるのに必要な水分と糖分を摂取できる素晴らしい食べ物なので」

ここで、これまでに書ききれなかったことについて付け足しておきたいと思います。といっても、痩せ姫が抱える問題すべてを網羅するには何百冊あっても不可能でしょう。まずは、拒食や過食における重大なテーマといえそうなものをひとつずつ選んでみました。

拒食においては「許可食」「吸収」の問題です。

痩せ姫には、制限型にせよ排出型にせよ、体に入れたり、残したりしてもいいと思える食べ物や飲み物が存在します。なかには、20世紀前半のフランスの哲学者シモーヌ・ヴェイユのように、食べ物も飲み物も拒絶して「葉緑素」のように生きることを夢見た人もいますが、そんな彼女も完全な拒絶までにはいたらず、34歳まで生きました。

自殺のために「拒食」する場合は別として、痩せ姫として生き続けるには「許可食」や「吸収」が不可欠なのです。

では、どういうものが「許可食」や「吸収」に向いているのか。もちろん、人それぞれですが、目立つのはやはり、カロリーや脂質の少ないものです。

それこそ、ゼロカロリーゼリーだったり、海藻やコンニャク、豆腐、野菜、サラダ、ヨーグルト、スープ、フルーツにナッツ類……。主食はもちろん敬遠されがちですが、肉より魚、温かい米より冷めた米のほうが太りにくいことから、寿司なら大丈夫という人もいます。

ただし、人によっては「スープや汁物を飲むと、ご飯が欲しくなったり、お腹が膨らんだ気がして吐きたくなる」などというケースも。過食や嘔吐のスイッチが入らない「許可食」や「吸収」を自分なりに見極めることも大切でしょう。

意外なのは、太りやすいはずのアイスクリームのようなものも好まれること。第三章でも触

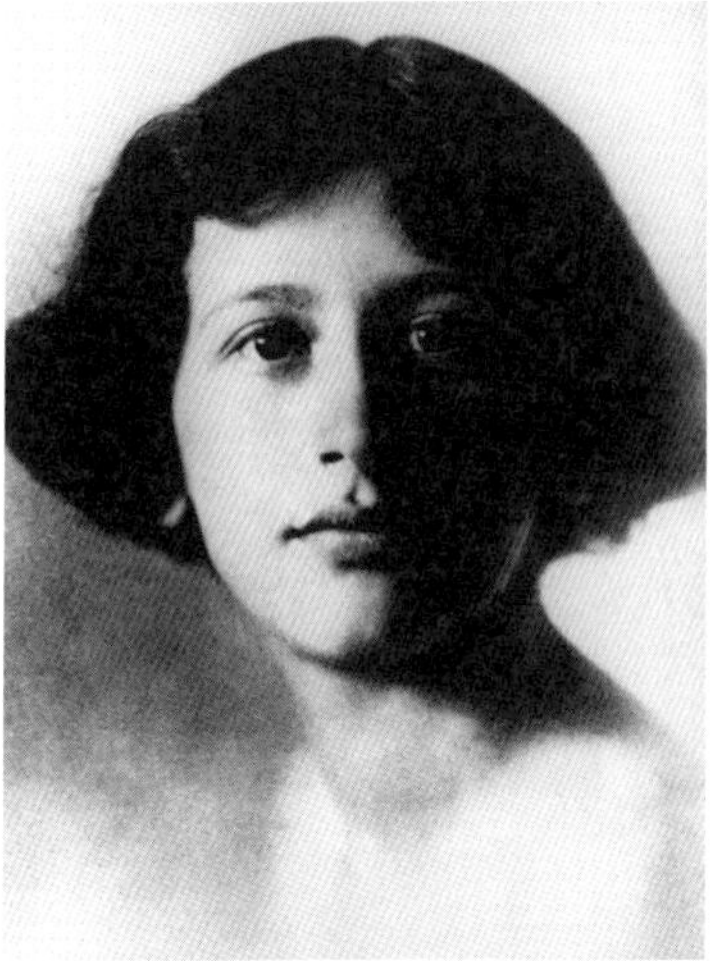

不完全なものすべてを嫌悪したというシモーヌ・ヴェイユ。不完全きわまりないこの世で長く生きられる人ではなかった。

れますが、瘦せ姫との相性がよいのです。その理由について『拒食症なんかに負けないで――摂食障害で苦しむすべての人に』（註1）の著者・本多峰子が自らの経験を踏まえて、こう説明しています。

「エネルギーが切れた状態でずっといるわけですから、体が要求するのでしょう。（略）頭では乳脂肪分15パーセントと分かっているアイスクリームでも、ドレッシングやマヨネーズのようにはっきりと油が見えるものと異なって、油分を意識しないで食べられますし、きな粉などは、脂肪分が23パーセント以上あっても、とてもそう感じられません」

この人は四半世紀余り、制限型の拒食症を患い、20キロ台の低体重も経験してきたそうです。また、歯列矯正の失敗から、30代半ばでほぼ総入れ歯となったとか。歯については、過食嘔吐によってボロボロになってしまう人も少なくありません。そこで、歯が悪くても食べられるものについてもアドバイスしています。

また、辛いものの効用についても紹介。

「とくに、冬などは、体が冷えると余計に胃の働きも鈍るのか、もたれたりおなかが張ったりするのですが、キムチや唐辛子、カレーなどを使った料理が、へたに消化のよさそうな、いわゆる〝胃の弱い人の食事〟よりも、ずっと体も温まり、食べた後も気持ちがよいということも経験しました。携帯用カイロのようなもので、胃の後ろを温めるだけでもずいぶん胃が軽くなります」

さらに、基本的な考え方として、食べ物を「薬」のように見ることを勧めています。「自分の中の否定的な声を黙らせるよい手」だと言うのです。

「むしろ、あまりおいしくないからこそ、いかにも薬のようで、食べやすいということもあります。（略）そういうときには〝薬のように〟決めて習慣的に食べるほうが（むしろ〝入れる〟という感覚かもしれませんが）安定しています」

薬を服用するように、一日数回、あるいは1回でも、体によさそうなものを口にするようにしてみる、ということで、痩せたまま、最低限の健康も維持することが可能になってくるわけです。

そういう意味で、印象的だったのが、BMIひとケタまで痩せた人の「許可食」です。臓器まで萎縮する低体重の時期を、彼女は豆腐と、大好物のかき氷で生き延びました。ブログでかき氷の話をしたところ、こんなコメントを寄せてくれたものです。

「私の独断だと、かき氷は人間がとりあえず生きるのに必要な水分と糖分を摂取できる素晴らしい食べ物なので、極端な飢餓状態だった当時は本能的に選んでいたのだと思っています。胃腸への負担については、冷えが良くないのでしょうけど、私は固形物がおそろしくて仕方なかったので無理に固形物を食べるより断然調子が良かった……はずです」

痩せ姫にとっては「恐怖」あるいは「敵」となりがちな食べ物や飲み物。そのなかで「安心」につながったり「味方」と思えるようなものを見つけられたら、それはまさに命綱となることでしょう。

一方、過食においてどうにかしたい問題といえば、やはり日常生活とのバランスでしょう。

嘔吐できる人の場合は、大量に食べて一気に吐くことが快楽もしくはストレス発散につながることもあるとはいえ、起きているあいだの大半をそれに費やすようでは仕事や勉強などに多大なマイナスが生じます。

そこで、専門家からもさまざまな提案が。たとえば『母と子で克服できる摂食障害―過食症・拒食症からの解放』（福田俊一・増井昌美）（註2）には「過食の計画化」ということが書かれています。過食の時間や量、金額などを決め、スケジュールに組み込むことで、エスカレートすることを防ぐというものです。さらに、過食を「悪」ではなく、生きていくうえで必要なものとしてとらえることで、罪悪感を薄れさせる効果も期待できます。

「もちろん吐いたあとのトイレも自分できれいにするし、パンやクッキーの食べカスも掃除機をかけてきれいにします。（略）過食を肯定的に捉えられることはなかなかスンナリとはいきませんが、できだすと、いろんなことがぐーんといい方向に転回してきます」

また、援助交際のところでちらっと触れたように、芹沢俊介は『子どもたちの生と死』のなかで、ジェニーン・ロスという女性の過食克服法に着目しています。それは、冷蔵庫を自分の好きな食べ物でいっぱいにしておき、空腹になったら食べて、満腹になったらやめるということを繰り返していくというやり方です。

「これはどういうことかというと、食べるということに対する肯定です。（略）このやり方がなぜいいかというと、食べ物は食べ物なんだよということなんです。過食症であったときのジェニーン・ロスは、食べ物というのは愛の代用品だと考えてきたんです。（略）食べ物をコントロールするということは、愛をコントロールしようとすることであり、実は食べ物を愛の代用品として扱っているのだということになりますから、それはやめようということになります」

とはいえ、これは「過食の計画化」以上に困難なことでしょう。そもそも「空腹」や「満腹」の感覚すらわからなくなっている人が多いはずですから。また、これができたとしても、瘦せすぎている人ならその人本来の自然な体型に戻ることとなります。そこで納得できずに、

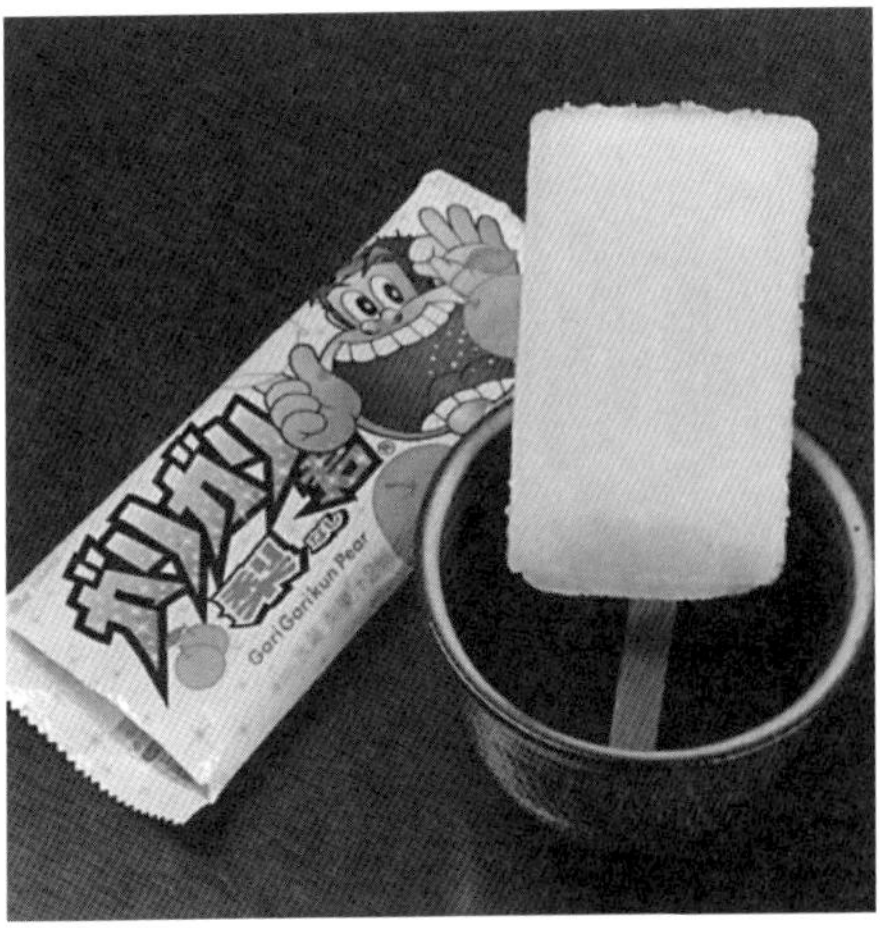

氷菓系のアイスも「吸収」向き。梨味は1本68キロカロリーで、これを食事代わりにしていた瘦せ姫もいる。

不全感が生じるおそれもあるわけです。

ただ、それでも、過食の本質に気づけるというメリットはありそうです。芹沢はジェニーン・ロスの主張をこう代弁します。

「食べ物に対する執着がなくなったとき何が見えてくるかというと、心の傷が見えてくるといいます。（略）お母さんに冷たくされたとか、いてもらいたいときにいつでも置き去りにされたとか、そういう体験というものが浮上してくるんです。そして、そういうことに対して、はっきりと悲しみ、腹を立てるということをすすめています。（略）また自分を傷つけた人を別に許す必要はないと言うんです。許すということは人間というのはそんなにできるものじゃないんだから、許さなくたっていい」

過食においては、食べ物が「安心」や「味方」なのかもしれません。愛の代用品にすることで、愛してくれない人への怒りや恨みをあらわにせずに済むという意味で。いわば、食べ物によって守られてもいるわけです。

しかし、怒りや恨みをあらわにしたり、それを認めて吹っ切り、別の愛を探すなどして「攻め」のスタンスに変わっていくことも可能でしょう。そういう生き方も選べるということを知っておくことは損ではありません。過食克服法としては困難でも、生き方を再考するヒントになればと思います。

あとは、食欲を抑制する薬というのもないわけではありません。ただ、サノレックスのように医学上の基準で肥満でないと処方できないものもあり、痩せ姫としては悩ましいところです。

註1 『拒食症なんかに負けないで――摂食障害で悩み苦しむすべての人に』本多峰子（女子栄養大学出版部）
註2 『母と子で克服できる摂食障害――過食症・拒食症からの解放』福田俊一／増井昌美（ミネルヴァ書房）

落穂ひろい 2

「生まれた子は、奇跡の赤ちゃんと呼ばれていました。
拒食症でも母となることはできるんですよ」

ここからは、羅列的に書き記していきます。興味のある項目を見て、お役に立てていただければ幸いです。

●ありえない体型に似合う服

痩せ姫を悩ませるものに、オシャレの難しさがあります。たとえば、太りすぎの人に合わせた店は存在しても、その逆はないからです。それゆえ、自分でいろいろと工夫する必要が出てきます。

最近もこんなツイートを見つけました。

「Bershka の洋服は拒食症の人の為にあると思う。サイズが小さいから昔めっちゃお世話になった。参考までに、160センチ31キロの時はこのブランドの32のサイズを着てました！」

ちなみに、冬はタイツ＋スキニー2枚重ねだったそう。それでも、歩くたびにずり落ちてきていたといいます。

そんな痩せ姫の姿は、世間的には「ありえない体型」。着こなしには、細いブランドの服をさらに詰めたり、ベルトに穴をあけたり、キッズサイズを利用したりと、涙ぐましい努力を強いられます。とくに、ボトムスが大変で、長身だとなおさらです。また、細すぎることを揶揄《やゆ》したりする言葉や視線が怖くて、手足の露出や体のラインを見せることが嫌になってしまう人もいるでしょう。

しかし、オシャレをあきらめてしまうのはもったいない気がします。むしろ、膨張色のきゃしゃなワンピースなどは痩せていたほうが似合いますし、スキニージーンズを余裕ではきこなすのも、今どきの中性的なかっこよさにつながります。

激痩せ時代の宮沢りえなども、一流のスタイリストに力を借りながら、上手にオシャレを楽しんでいました。細身の女優やモデルがよく着ているブランドをチェックして、試してみるのもよさそうです。

また、裁縫ができるなら、手作りしてしまうのもおすすめです。

コーデの手作り補正例

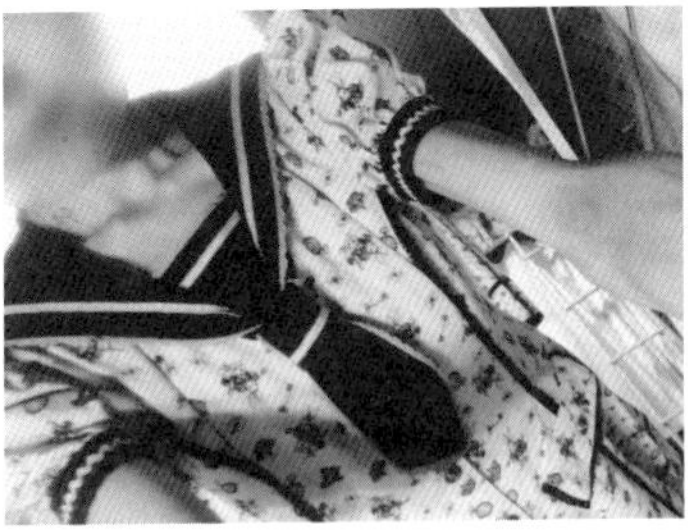

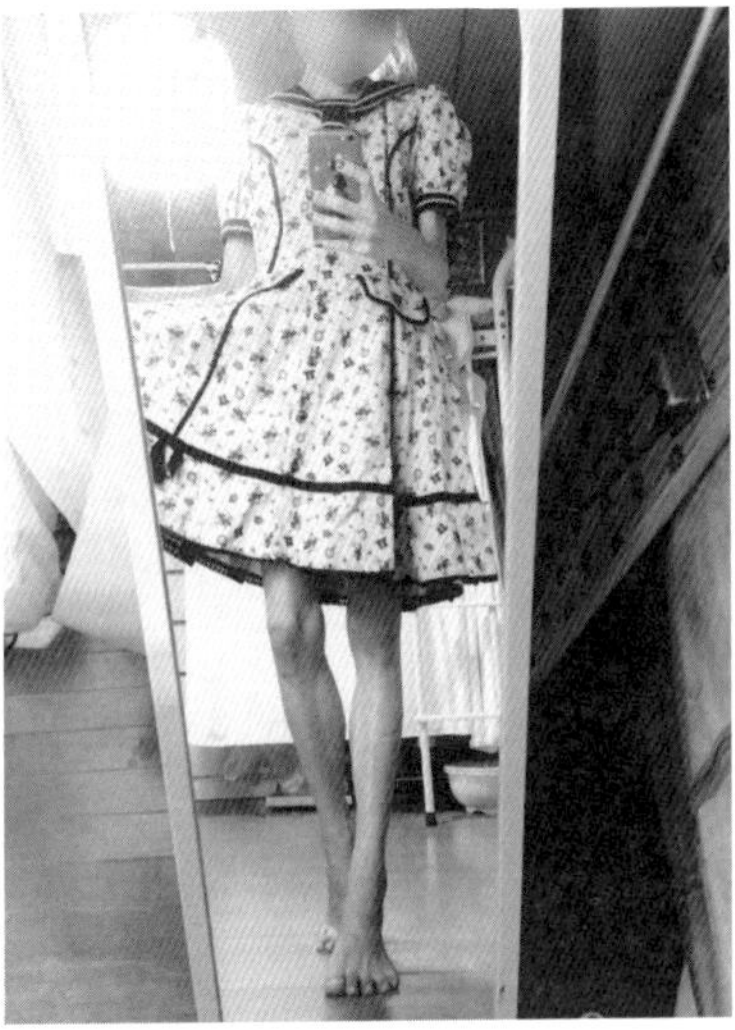

このワンピースは本人の手作り。ただし、細い服を作りすぎ、家族から禁止令を出されたこともあるとか。

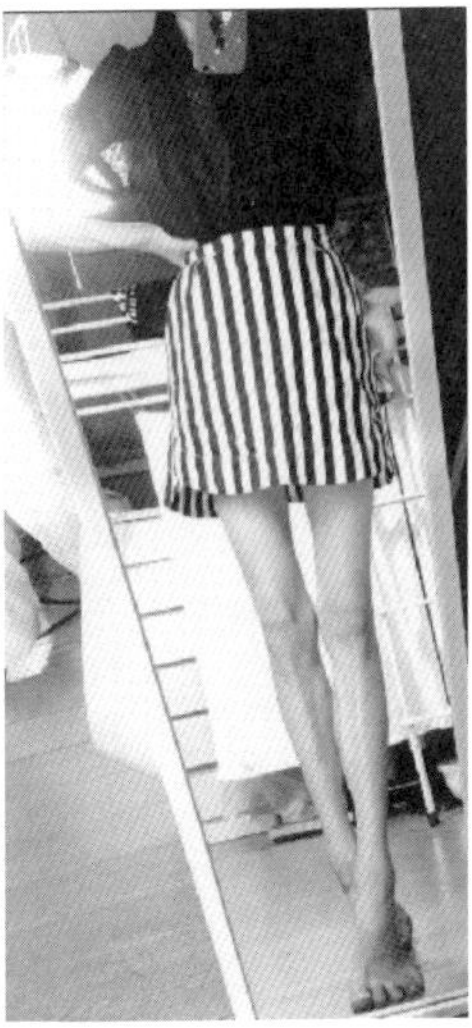

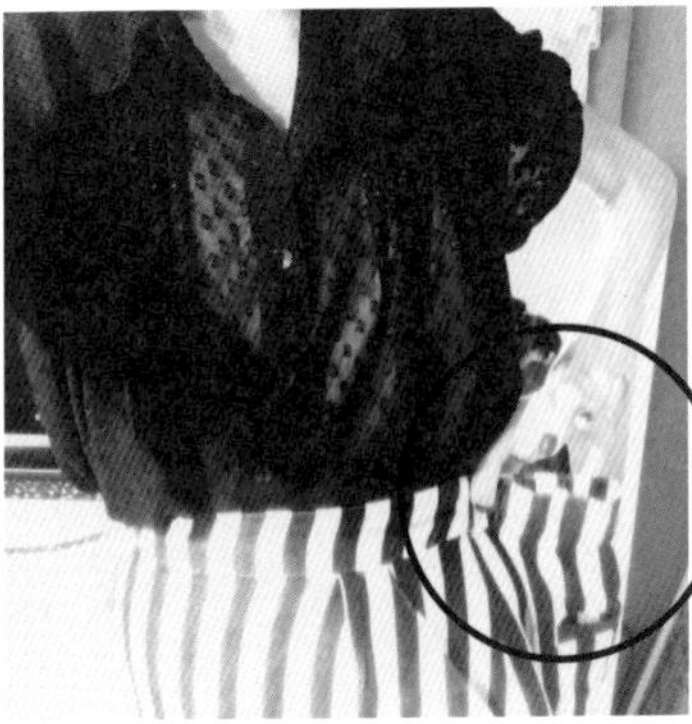

フリーサイズだとかなり余ってしまう48センチのウエストも、自分で補正できれば自然でオシャレな着こなしに!

●一石二鳥としてのビーガン

太らないための食事スタイルをいかにして貫くか。制限型の人はもとより、排出型であっても「吸収」に関しては、なるべく高カロリー高脂質なものは避けたいところです。

そこで大きな妨げとなるのが、周囲からの「瘦せすぎ。もっと食べなよ」という声。そんなときは、自分の食事スタイルを正当化するための大義名分を用意するのもいいかもしれません。

たとえば、ベジタリアンやビーガンだと説明するのもひとつのやり方。実際、前者は菜食主義者、後者はそれをさらに進めて、酪農食品も食べない人たちを指します。拒食的な生活をしていくなかで味覚などが変わり、菜食主義志向になる人もいますし、そこまでいかなくとも、普通の食事を避けるための言い訳としてはかなり有効でしょう。

飽食による肥満が健康によくないというのは、世間的なコンセンサスなので、そこを逆手にとるわけです。また、菜食主義的な生活には、低体重を保ちながら生き続けるのに必要なビタミンなどが摂取できる利点もあります。

洋の東西を問わず、ベジタリアンやビーガンを名乗ったり、目指したりする著名人も増えていますし、そもそも人類、とくに日本人がこれほど高カロリー高脂質の食生活をするようになったのは、歴史的に見ればごく最近のことにすぎません。

「太りたくないから」という理由が通じない相手でも「ヘルシーな食事を心がけているから」とか「肉を食べると具合が悪くなるから」といった理由なら、ある程度の説得力を持つはずなのです。

●ODやリスカで気をつけること

薬物の大量服用（オーバードース＝OD）やリストカットなどのカッティング。こうした行為に依存する痩せ姫は少なくありません。一時的、あるいは一瞬にせよ、生きづらさから逃れられるなら、それもまたよしとすべきでしょう。

ただ、本人に死ぬつもりはなく、気晴らしのつもりだったとしても、危険な行為であることは間違いありません。そこには盲点というか、落とし穴のようなものも存在します。

たとえば、かつて、ネット上で生きづらさをめぐる葛藤を赤裸々に表現して、同世代のカリスマとなった南条あやという女子高生がいました。中学時代からODやリスカを繰り返し、高3の3月に自殺。しかし、親友には「これから死ににに行く」と告げつつも、制止されると、

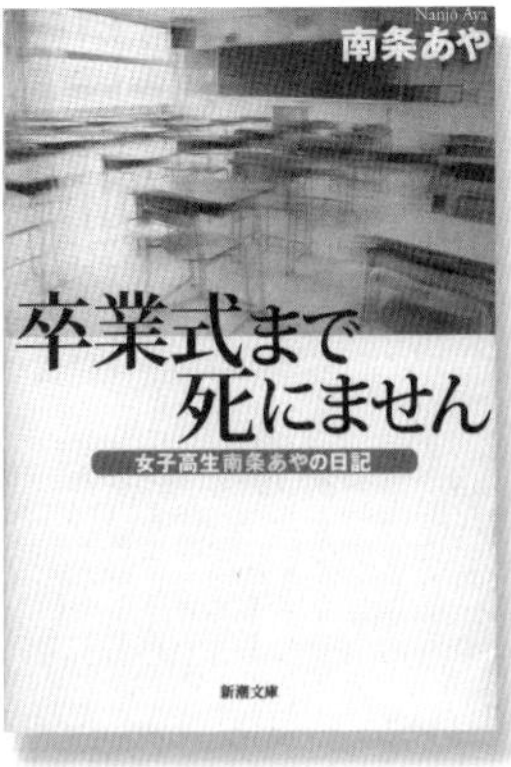

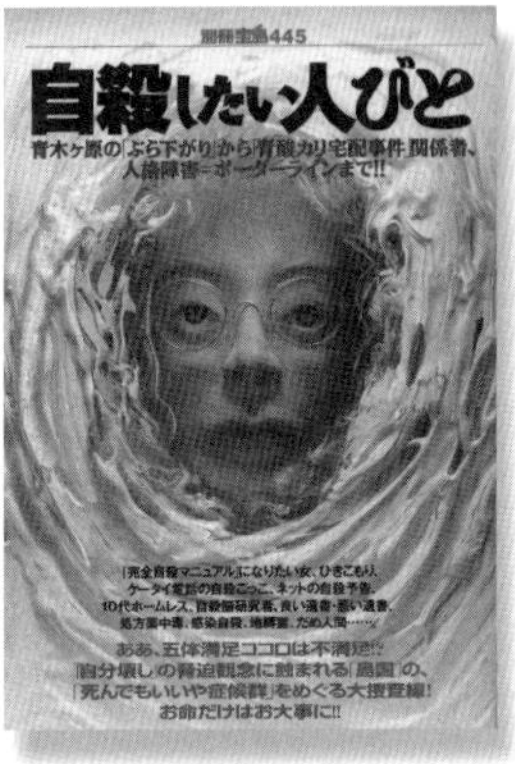

死後に出た著書と遺稿が掲載されたムック。彼女はこのムックに文章を寄せた数日後に亡くなった。

「じゃあ、自殺に失敗したらメールするね」

と、電話を切ったそうです。真意はわかりませんが、結婚を誓った恋人もいたことから、生き残ることへの期待めいたものも抱えていたのかもしれません。

実際、助かっていた可能性も十分ありました。彼女は向精神薬を大量服用したものの、わずか3時間で心停止にいたっており、その速さが謎とされることに。そこで司法解剖が行なわれ、真相が明らかになります。

「あやの心臓は肥大しており、弁にも穴が開いていた。そのため、3時間で心停止が起こったのだった。リストカットや瀉血《しゃけつ》による貧血で心臓が弱っていたことは、あや自身も知らないことだった」(註1)

そういえば、カレン・カーペンターの死も長年の無理が祟《たた》ったものでした。死因となった心不全をもたらしたのは、下剤と甲状腺治療薬の濫用。前者はもとより、後者も「治療」目的ではなく、代謝を促進させて痩せやすくするために使っていたようです。

このカレンの姿には、痩せ姫の業《ごう》のようなものが見てとれます。すべてにおいて、痩せることを優先させずにいられない、という業です。薬についていえば、副作用に「太りやすさ」が挙げられるようなものは極力拒みますが、その逆なら大歓迎というわけです。

そのほか、注意点としては、市販薬に意外と致死量の低いものがあること。頭痛薬のバファリンなどは、ODをするとかなり危険だったりします。

●低体重でも出産は可能

性に対して、複雑なスタンスをとりがちな痩せ姫とはいえ、子供を産みたいという希望を持つ人もいるでしょう。もちろん、生理がない場合、妊娠はできません。また、生理が止まるほど痩せているのは、生殖どころではない状態だともいえます。

しかし、生理は薬で起こすこともできます。それゆえ、低体重でも妊娠は可能ですし、子供を産む人もいるのです。

たとえば、154センチで28キロまで痩せた人がいました。恋をして、結婚を決めた頃には34キロくらいにまで増えていたものの、体型を理由に、相手の親から結婚を反対されたそうです。

それでも、入籍して、やがて妊娠。しかし、根深い痩せ願望に悪阻《つわり》なども加わり、体重はいっこうに増えません。出産直後には、30キロ前後に減りました。そんな彼女は、こう言っていたものです。

「生まれた子は、奇跡の赤ちゃんと呼ばれていました。でも、元気に育ってくれて。だから、拒食症でも母となることはできるんですよ」

もちろん、痩せ姫にとっては妊娠も出産もリスクをともなうものです。育児によるストレスで、症状が悪化するおそれもあります。また、母体の低栄養が生まれる子の健康に悪影響を及ぼすという説も唱えられています。

ただ、人間の歴史は飢餓との戦いでもありました。低栄養の状態でも、生殖活動が営めてきたことは、戦後直後にベビーブームが起きた事実が証明しています。子供を産みたい痩せ姫にとって、絶望してあきらめる必要はないのです。

●摂食障害では「障害」年金をもらえない？

日本では「障害年金」や「障害者手帳」といった制度があり、心身に障害を持つ人はそれなりの恩恵を受けられるようになっています。年金の受給や税の控除、鉄道や映画など公的機関でのサービスなどです。

しかし「摂食障害には適用されにくい」との定説が。実際、申請しても通らなかったとか、最初からあきらめているといった話をよく見聞きします。それでも、適用されるケースはちゃんとあるのです。

たしかに、摂食障害だけだと適用されにくいという傾向はあるようですが、痩せ姫はほかの精神疾患、たとえば統合失調症や双極性障害などの診断を受けていることが珍しくありません。また、最近は病名ではなく、日常生活で実際にどの程度不自由を強いられているかということを判断材料にしようという機運も高まってきました。

いずれにせよ、適用されるか否かは担当医が書く診断書の内容に大きく左右されるともいわれています。相談しやすい関係が結べているのなら、医師に事情を話して協力を求めるのもいいでしょう。なんとかして生き延びたいということであれば、利用できるものはすべて利用するという考え方でまったく問題はありません。

●究極の中傷対策

痩せ姫の生きづらさ。それは周囲から理解されないばかりか、心ない批判や中傷をされがちだというところにもあります。リアルでは家族や友人に責められ、見知らぬ人からも否定的な声や視線を浴びせられ……。SNSに本音や自撮り写真を載せようとしても、悪意あるコメントで妨害を受けたりします。

そんなとき、痩せ姫は性格上、真面目に対応しすぎるのではというのが個人的印象です。自分を卑下したり、落ち込んだり、あるいはまともに反論して火に油を注ぐようなことになったり。どれもむしろ、自らのストレスを増幅させてしまうような対応です。

そこで、おすすめしたいのがこんな対応。古い作家の言葉ですが、今どきのインターネットではとくに有効だと思われます。

「私は昔から、無名の端書や手紙で、悪意を示される場合、ちょっと見れば分るので、直ぐ火中するか、破って棄ててしまう事にしている。批評でも明らかに悪意で書いていると感じた場合、先は読まない事にしている」（註2）

つまり、無視です。ちなみに、言葉の主は志賀直哉で、これは後輩作家の太宰治から激しく批判された際、書かれた随筆に出てくる一節です。初めて読んだときには、目からウロコという気がしました。

というのも、リアルだろうとインターネットだろうと、しつこく絡んでくるのは構ってほしいとか、影響を与えたいといった気持ちからです。そんな相手に対しては、なるべく構わず、影響も与えられず、あるいは影響を与えたと思わせないことが肝心でしょう。家族や友人だと、無視するのは難しいかもしれませんが、距離を置くことはできます。インターネットでの関係なら、コメントの削除やブロックなどで十分こと足りるはずです。

ただ、痩せ姫のメンタリティはおそらく、太宰や三島由紀夫といった自殺系作家のそれに近いと思われます。したがって、志賀のスタンスはとり入れにくいでしょう。しかし、だからこそ、それをあえてとり入れることが生きづらさの軽減にもつながるのです。

というわけで、マニュアルの章はここまでです。とはいえ、第二章以降にも参考にしてもらえるようなことは出てくるはずです。痩せ姫としてよりよく生きるうえでのヒントを見つけるつもりで、ぜひ読み続けてください。

註1　『卒業式まで死にません――女子高生南条あやの日記』南条あや（新潮文庫）所収「南条あや略歴」
註2　『志賀直哉随筆集』志賀直哉（岩波文庫）所収「太宰治の死」

第二章

SNSという居場所

「私のなかにブタがいる」

「私のなかにブタがいる」

ある痩せ姫はブログにそう書きました。そのあとは、こう続きます。

「体脂肪率5パーセントを切った今も、ブタは死んでくれないの」

多くの人はおわかりでしょうが、一般人、とくに女性がそのような体脂肪率になることは滅多にありません。その証拠に、市販の体重・体組成計では5パーセント以下になるとエラー表示になったりします。厚生労働省によれば、成人女子の標準体脂肪率は25パーセント。また、これが12パーセント以下になると生理が停止するともいわれています。

実際、そのときの彼女の身長・体重は、150センチ台後半で30キロちょっとというもの。肥満度の判定に用いられるBMIでは12～13となり、日本肥満学会が標準と定める18・5～25という範囲を大きく下回っています。つまり、彼女は明らかに痩せているにもかかわらず、自分では太っていると感じているわけです。ブログでこの言葉に出会ったとき、痩せ姫ならではの感覚が如実に表現されていることに、ハッとさせられました。

というのも、この感覚は専門家から「ボディイメージの歪《ゆが》み」などといわれ、摂食障害の特徴ともされています。これを巧みに表現したのが、ある海外の摂食障害啓発CMでした。その内容はまず、鏡に太った下着姿の女性が映され、そこからカメラが後ろにひいていくと、鏡を見ている女性はじつはガリガリに痩せている、というもの。日本でもネットなどで紹介され、話題になったものです。

ただ、こういうCMを見せられたくらいで、医学的に健全とされるボディイメージに変化する人はまれでしょう。それくらい、痩せ姫の痩せ願望は根深いものなのです。

たとえば、ダイエットについて、こんなことを言った男性有名人（註1）がいます。

「男は死にたくないから痩せたいと思い、女は死んでもいいから痩せようと思う」

この「死んでもいいから」を地でいってしまうのが痩せ姫であり、摂食障害が「緩慢なる自

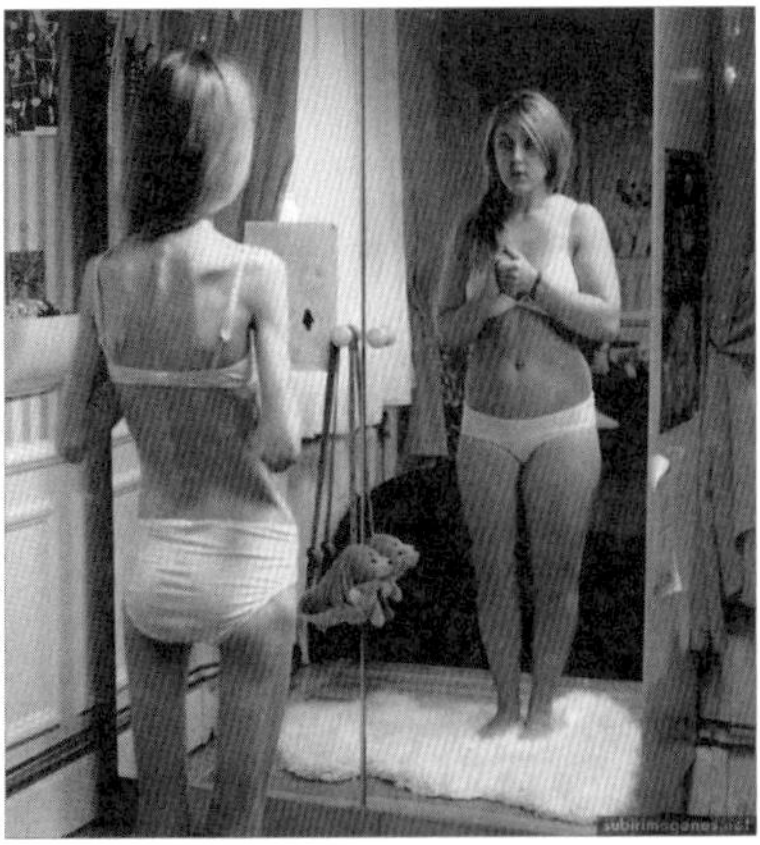

ボディイメージのズレに気づかせる目的のCMだが、細いほうの体型こそ理想だという痩せ姫も少なくない。

殺」などともいわれるゆえんです。何せ、BMIがひとケタ（身長160センチなら体重25・6キロ未満）となり、治療者にこのままでは死ぬと脅されても「太るくらいなら死んだほうがマシ」だと答える人も少なくないのですから。

こうした痩せ願望は「私のなかにブタがいる」という感覚をはじめ、さまざまな要因によって複合的に生じているのでしょう。それゆえに、痩せ姫は自らを追い込み、世間一般からかけ離れたあの哀しくも美しい体型へと到達します。それは心身ともに、極めて苛酷な状況を強いられることでもあるわけですが……。

その一方で、こんな考え方もできます。人間はいつも、意識的あるいは無意識的に自分のしたい生き方を選びとってしまうもの、痩せ姫にもそれは当てはまるのではないか、と。では、なぜ、彼女たちはそういう生き方を選びとってしまうのでしょう。

ある人はブログにこう書きます。

「気持ち悪がられてもいい。痩せていることだけが、私の誇れること。突き出た骨は唯一の誇りだから」

また、ある人はブログにこう書きます。

「このまま落ちていくと、また20キロ台になる。でも、それくらいの体重のときが一番安心していられるんだよね」

そして、ある人は50キロ近くの体重が20キロ余りに減っていく途中、自分が摂食障害になっていることに気づき、そのデメリットをブログに羅列しました。いわく、食事への恐怖感、体力の低下、強迫的な過活動、生理の停止、手足の冷え、体毛の増加、など……。しかし、彼女はこう続けます。

「でも、ダイエットをして人生が変わった。痩せることが快感なんだ」

さらに、

「摂食障害になったことは後悔していません。痩せたことで少なからず生きている心地がするのです」

とも。

つまり、彼女たちは痩せることによって「誇り」や「安心」「快感」さらには「生きている

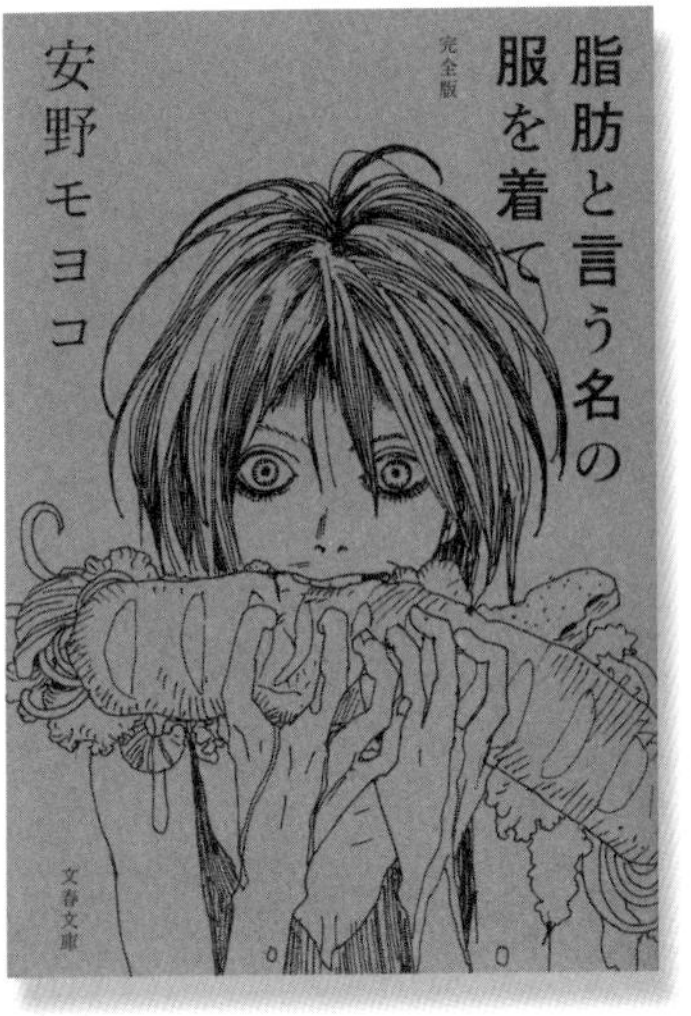

『脂肪と言う名の服を着て 完全版』安野モヨコ……雑誌連載時の『やせなきゃダメ！』から改題。現代女性における「脂肪」の問題を象徴するタイトルだ。

心地」といったものを得ているわけです。これらの要素は人間が生きていくうえで必要不可欠なものであり、そういう意味ではごくごく人間らしい行為ともいえます。

ただ、そのやり方が世間的によしとされないために、痩せ姫は世の中となかなか相容れないまま、孤立しがちなのです。そんな状況がさらなるストレスを生む、という悪循環。そのつらさが家族や友人、治療者といったリアルな人間関係で理解されないとき、ストレスのはけ口をインターネットにでも求めるしかないのでしょう。

そして、今日も、この瞬間も、インターネットには痩せ姫の叫びやつぶやきが記録されるのです。

註1　指揮者として活躍した岩城宏之（1932〜2006年）。

食べさせる人は敵

インターネットにあふれる痩せ姫の言葉。その内容は、人それぞれですが……。

もっぱら食べないで痩せるという制限型の場合、目立つのは食べさせようとする相手への異議申し立てです。

たとえば、ある少女は45キロ（身長は161センチ）を目標にダイエットを始めました。体重は順調に減り、しかし、体力の衰えもしだいに感じ始めます。保健教諭や親からも痩せすぎを指摘されるようになり、自分でも、

「目標体重はとっくにクリアしたのに、食事制限がやめられない」

と、告白。具体的な体重は明らかにされないものの、体育の授業中、走ろうとしただけで転ぶようになった、という記述などから、おそらく40キロを切っていることがうかがえました。

そして、ダイエット開始から3ヶ月後、親戚の勧めで病院に連れていかれます。ただし、自分はダイエットをしているだけでどこも悪くないと考えている彼女にとっては、不本意きわまりないこと。受診後、ブログに本音をぶつけます。

「あの医者、45キロまで増やす方針って言ってたけど、誰が増やすか！　おとなしいふりしてましたが、内心、殺してやろうかと思ってた。そのかわり、トイレの壁を思い切り殴ってやりました。次に行くときは暴言吐いてやる！」

ところが、次の機会は訪れませんでした。翌月、定期テストの関係で、受診日時を変更しようとして病院に電話した彼女は、予約がいっぱいだと言われ、

「だったら、キャンセルで全然大丈夫です」

と伝え、次の通院を先送り。ますますダイエットに励むのです。それゆえ、周囲からの「食べなさい」攻撃がやむことはなく、ブログには連日、これに対する不満が綴られます。

なかでも、病院への受診を勧めた親戚への言葉は激烈なものでした。

「あのオバちゃんがいちばんうざい。でしゃばりババアが。私は病気じゃないし、ちゃんと食べてる。自分が嫌いだから、体型だけでも好きになりたいのに、なんで、ダイエットの邪魔するの?」

そうこうするうち、気持ちに変化が生じます。当初は痩せていくことに恍惚としながらも、体力の衰えに不安も覚えていた彼女。しかし、恍惚も不安も薄れ、「自分はまだ太ってる」「もっと痩せなきゃ」という強迫観念ばかりが頭を支配するようになるのです。

「ダイエットを強化したら、筋肉が落ちて、ますますデブになっちゃった。運動もしなきゃ。食事は水分だけでいい。学校にも行けてるし♪　遊びにも行けてるし♪　バイトだってできる♪　明日からは自分に厳しくいかなきゃ。私はもっともっと痩せたいんだもん!」

〝♪〟を連発しながら、元気をアピール。では「もっともっと痩せたいんだもん」と言う彼女がそのとき、どんな体型だったかというと――。翌日、それが判明します。

「しばらくブログ、お休みします。体重が28キロになり、入院することになりました」

161センチで28キロといえば、いわゆる標準体重の半分程度です。たしかに、まわりの人にとっては心配な状況でしょう。

しかし、彼女の気持ちは違います。痩せることで「誇り」や「快感」などのメリットを得ている以上、それを邪魔する者は「敵」なのです。

この少女の場合はやや極端であるものの、こうした「食べさせようとする相手」へのネガティブな感情は制限型の痩せ姫の多くが持ち合わせているように思います。

一方、吐くなどして痩せるという排出型の場合はどうでしょう。こちらで目をひくのは、自己嫌悪の吐露です。

というのも、食べたものを意図的に吐いたりする行為が異常なのではないか、という感覚は大なり小なり誰もが抱き、しかも容易に打ち消せるものではありません。その結果、人として間違っていることをしているような、それどころか、人ではなくなってしまったような、罪悪感や孤独感にさいなまれることになります。

ある20代女性は、そんな自分のことを「人間ポンプ」だと表現しました。

身長は１５１センチで、過食嘔吐歴は4年。吐かずに食べられるものはほとんどなく、いわ

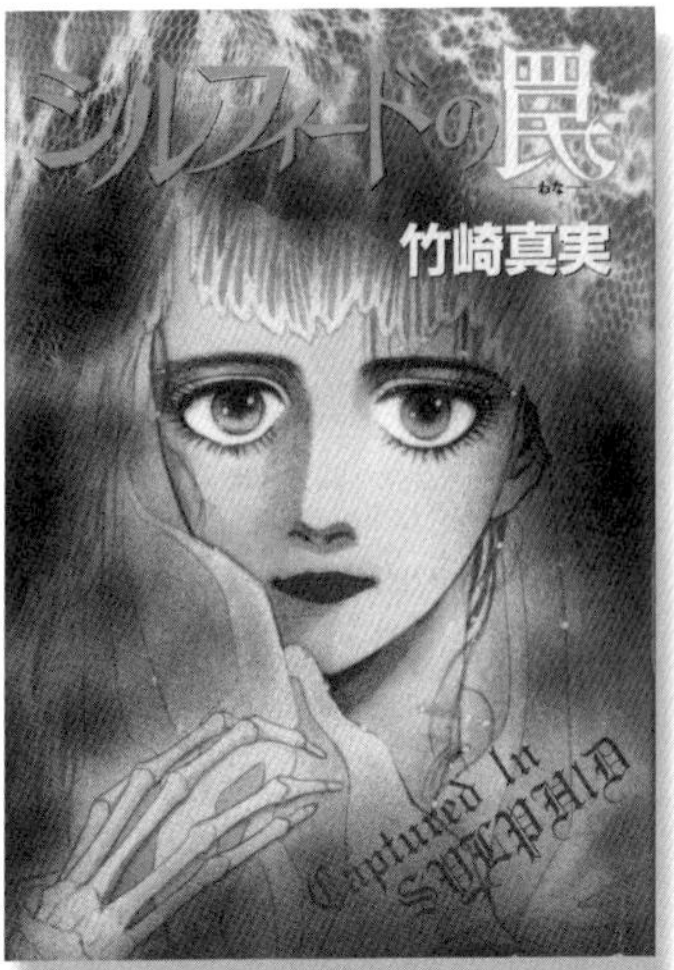

『シルフィードの罠』竹崎真実……演劇部で「空気の精」役に選ばれ、拒食を始めるヒロイン。食べさせようとする周囲とのバトルも生々しい。

ゆる「吐き残し」と野菜ジュース、サプリメントだけで生きている状態です。体重は最低で24キロまで落ちました。

が、ブログの内容はそれほど暗くはありません。生理が止まったことについても、

「赤ちゃんができるような行為はしていないので……ウヒャヒャヒャ」

などとユーモアまじりに語れるようなお茶目なキャラクターです。体重についても、

「背が低いので、20キロ台で2キロ減でも、全然大丈夫だと思うのですが」

と、そんなに深刻なそぶりは見せていませんでした。

ところが、ある日、こんな文章が記されます。

「まるで、人間ポンプですよね。もう、イヤです。まともな人間に戻りたい。誰か、お願いですから、誰か、私を人間に戻してください」

この文章を読んだとき、昭和のアニメで、平成にはドラマ化もされた『妖怪人間ベム』の有名な台詞を思い出したものです。

「早く人間になりたい」

この作品は、人間の心と妖怪の体を持つ「妖怪人間」たちが主人公で、彼らはその正体を隠しつつ「(普通の)人間」になりたいと渇望し、苦闘するわけですが……。

実際、医学書には過食嘔吐を解説するなかで「グロテスク」と形容しているものすらあります。排出型の痩せ姫は、世間からそう見られるような行為をしていることをひた隠しにし、そういう自分を嫌悪しながら、それこそ、人間以外の何かに変わってしまったような思いにとら

われたりして、葛藤するのです。

いずれにせよ、摂食障害になった人はこうした「理解されにくさ」とも戦っているわけです。

そういえば、ツイッターでこんなツイートを見つけました。

「国指定の難病です　治療薬や特効薬はありません　原因や治療方針は未確定です　後遺症が残ります　慢性的に症状が続きます　致死率は7~16パーセント程度です　普通なら、誰もこんな病気になりたくないはずなのになりたいと願う人がいるほど、世間の人には理解されない病気　それが摂食障害」

これを目にしたとき、本質を見事に言い当てていると感じたものです。ただ「なりたいと願う人がいる」のはもっぱら拒食症でしょう。

まえがきでも書いたように、制限型にせよ、排出型にせよ、痩せすぎていれば心配もされます。が、標準もしくは肥満体型だと、それほど心配はされません。「痩せたいのに痩せられないつらさ」にさいなまれる人はむしろ、症状が悪化して痩せすぎることを望んだりもするのです。

また、今は「痩せ」が高い価値を持つ時代。一見、健康であっても、標準もしくは肥満体型であることをよしとせず「拒食症になってもいいから痩せたい」と思い、それを言葉にする人も少なからず存在します。

まさに、摂食障害の不思議さでしょう。

では「世間の人には理解されない」ぶん、摂食障害の人同士なら理解しあえるのでしょうか。

「同病相憐れむ」ということわざがここにも当てはまる可能性について、次に考えることにします。

症状格差と治療意欲格差

同病相憐れむ、ということから思い出すサイトがあります。

「なじぇ?なじぇ?摂食障害」という、かつて存在した交流サイトです。

そこでは、痩せ姫同士による心の助け合いとでもいうものが比較的スムーズに行なわれていました。世代や地域、職業といった立場を超え、つらさに共感したり、症状を軽減させるためのアドバイスをしたり。いわば、リアルの日常世界では孤立しがちな人々にとっての避難場所としてよく機能していたわけです。

もちろん、こうした避難場所は今も「ミクシィ」や「2ちゃんねる」あるいはダイエット関連サイトなどのコミュニティや掲示板で見つけられます。ただ最近は、ツイッターやフェイスブックのような個人で発信する形態のものが盛んになってきたため、そこにさえ行けば同じようにつらい仲間がいて安心できたりする、という具体的な場所は減ってきている気がします。

そのぶん、自分で仲間を見つけて個々につながること(ツイッターでの相互フォローによるダイレクトメッセージのやりとりなど)で安心を得ようとする、というやり方なら可能なわけですが……。

いずれにせよ、こういった心の助け合いについては「両刃《もろは》の剣」だとする声もあります。安心が得られる一方で、傷のなめあいのようになってしまい、かえって回復の妨げにもなるというのです。

さらにいえば、むしろ悪化につながるという声も。摂食障害の根底に痩せ願望というものがあるため、自分より細い人と接してもっと痩せたくなったり、あるいは過食に苦しむ人が嘔吐

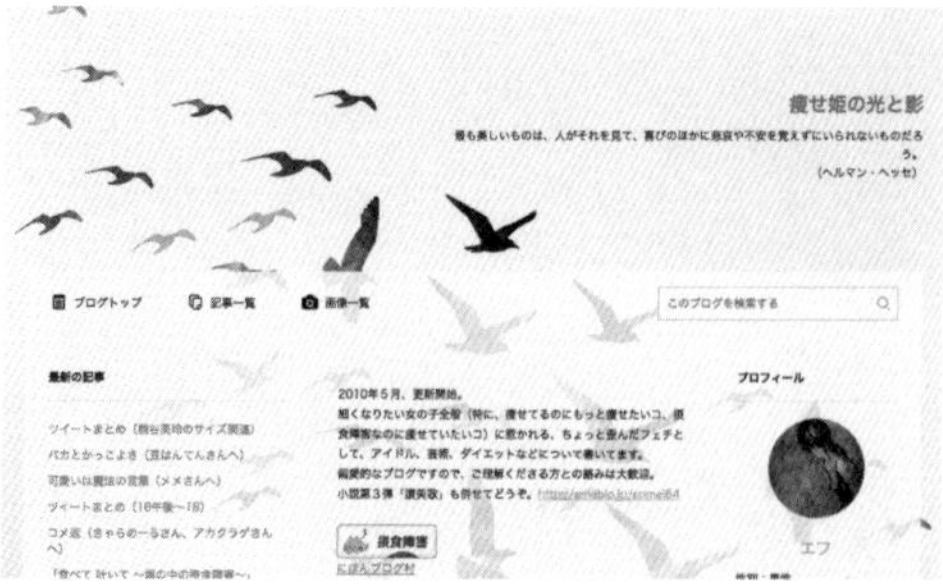

著者がエフ名義でやっているブログ『痩せ姫の光と影』。これも「避難場所」のひとつとして機能してくれているようだ。

や下剤といった排出の方法を学習したり、ということがまま起こるからです。

また、世の中にはつねに「格差」というものが存在します。摂食障害についていえば、まず「症状格差」です。それは大ざっぱにいうと、こんな図式で表せるでしょう。

制限型＞排出型＞非排出型
もちろんあくまで「大ざっぱに」ですが、より禁欲的なほうが、また、より痩せているほうが羨ましがられるように感じます。

さらには、指吐きや腹筋吐き、チューブ吐きといった吐き方の違いによっても、微妙な優劣意識が生じたり。とまあ、このあたりが同じ「摂食障害」であっても完全に理解しあえるとは限らないゆえんです。

それともうひとつ「治療意欲格差」というものもあります。痩せ姫は大なり小なり「治りたい」「治らなくてもいい」という相反する感情を持ち合わせていますが、その比率は人によっても状況によっても異なるため、そこでギクシャクした関係が生じるわけです。

話はややそれますが、ともに痩せ姫的なメンタリティを感じさせる作家ともいうべき三島由紀夫が太宰治をこう評したことがありました。

「治りたがらない病人などには本当の病人の資格がない」（註1）

じつはこれ、両者がともに「生きたい」と「死にたい」の狭間で揺れ動き、自殺という最期を迎えたことを思えば、一種の同族嫌悪とも考えられます。後年、三島自身もそれを認めていたりしますが、こういった状況が、痩せ姫同士でも起きやすいのです。

たとえば、

「私はあの子ほどには痩せたいわけじゃないし、吐くのもなるべく我慢してる。なかなかうまくはいかないけど、きちんと食べるよう努力してるもの。一緒にはされたくないな」

という具合に。

そして「格差」は往々にして「差別」へとつながります。気に入らない人を中傷したり、そこまではいかなくとも、共感しあっていたはずの相手と途中で仲違いしてしまったり、ということは珍しくありません。

では、ほどよく「同病相憐れむ」にはどうすればいいのか。摂食障害経験者で、NABA（日本アノレキシア・ブリミア協会）の共同代表を務める鶴田桃エがこんなことを言っています（註2）。

「確かに私は仲間やいろんな人と〝同じだよね〟って共感し合えることに救われました。でも、それだけじゃ足りなかった。〝違いを認め合うこと〟も大切だったんですね」

NABAはいわゆる自助グループ。リアルな世界での「心の助け合い」を目的としています。それゆえ、こちらも長年「両刃の剣」だという見方をされてきました。しかし、彼女は当事者同士の「違いを認め合うこと」で、より有効な場にできるのではということを示唆するのです。

つまり「摂食障害者はそもそも他人に合わせるのがうまい」から、共感はけっこうできる。それ以上に大事なのは「違いがあっても人は一緒にいられる」ことに気づいたり、ときには離れることを選んだりしながら「柔軟にしなやかに、したたかに生き残っていく」ことなのだと。

もちろん、その境地にたどりつくことの難しさも彼女は指摘します。実際、これは童謡詩人の金子みすゞが詠った「みんなちがって、みんないい」という人類的理想に通じるものですから。

この理想が万人にとっての現実になれば、戦争だってなくなるでしょう。ただ、それを巧みに言語化した金子自身も、夫との不和から幼い娘を奪われたことに抗議して自殺という最期にいたりました。「みんなちがって、みんないい」は所詮、砂上の楼閣のようなものなのかもしれません。

実際、ある痩せ姫はこう言います。

「みんなちがってみんないい、なんて嘘。同じじゃなきゃ、嫌われるだけ」

それでも、インターネットを通じ、痩せ姫同士の友情が育まれていることは事実ですし、自分自身も痩せ姫とそのファンという関係性において、かけがえのない交流を経験しています。心の助け合いは、それなりに成立しているのです。

インターネットという現代のコミュニケーションツールは、摂食障害という現代的な病にとって一縷《いちる》の希望である、ということは信じてよいのではないでしょうか。

註1 『小説家の休暇』（新潮社『決定版 三島由紀夫全集 第28巻』所収）
註2 『多様化する摂食障害からの回復と成長 NABA全国出前セミナー2014』（NABA：日本アノレキシア・ブリミア協会）

カリスマ痩せ姫

希望といえば、カリスマ痩せ姫の存在も見落とせません。

世の中にはカリスマ美容師とか、カリスマ店員とか、さまざまなかたちで女性の夢を手助けする人たちがいますが、カリスマ痩せ姫の場合も何かしら希望を与える存在です。

たとえば、アシュリー姫。米国在住で、インスタグラムやタンブラーに画像や記事を投稿しています。

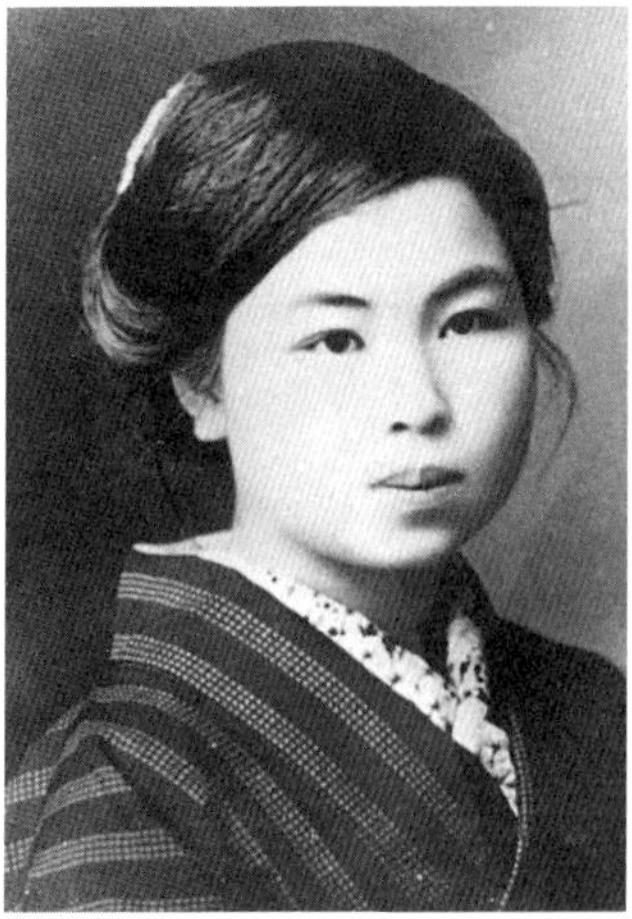

わが子にはお金より「心の糧」を与えたい、と遺書に書いた金子みすゞ。痩せ姫に通じる精神優先主義が見てとれる。

その魅力は、ＢＭＩひとケタと思われる体型とやつれた表情で痩せ姫の美しさと哀しさを体現しつつ、容姿からも言葉からも、この世にあることの矜持を力強く感じさせるところでしょう。

彼女の抱える生きづらさが想像を絶するものだというのは、その姿から一目瞭然なのですが、それでもなお、これがせいいっぱいの今の私なのだという意思表明が、そのオシャレで可憐な美学とともに伝わってくるのです。

そう、彼女はいわゆる「カワイイ」カルチャーの信奉者でもあり、とりわけハローキティやポケモンといった、日本の二次元キャラクターをこよなく愛しています。痩せ姫には珍しくない嗜好とはいえ、そのハマリ具合はなかなかのものです。

そんな彼女には、世界中に大勢のファンがいて、投稿した画像や記事には毎回たくさんの「いいね！」や「ナイス！」「パーフェクト！」などのコメントがつきます。

もちろん、彼女が摂食障害であることは多くの人が知っているわけですが、その切実で突き抜けた生き方が羨望や同情、共感といったものを呼び起こすのです。

しかし、カリスマというのは往々にして迫害されるもの。彼女のＳＮＳは何度もアカウント停止の目に遭っています。おそらく、極端な痩身と「カワイイ」生活とを両立させているかのように見える姿が摂食障害を助長すると考える人や、あるいはそこに嫉妬する人による「通報」が原因だと思われます。

あるとき、アカウントを失った彼女は、新たなアカウントでこうつぶやきました。

海外のカリスマ痩せ姫たち

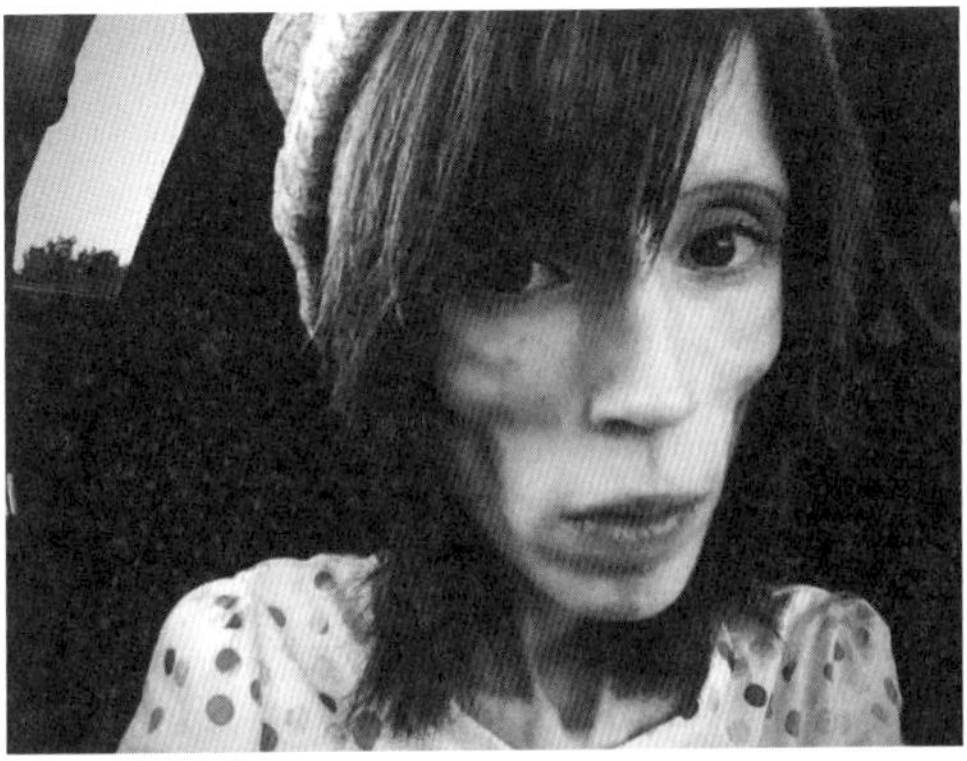

これはシリアスだが、お茶目な魅力もあるアシュリー。最近はポケモンGOの画像も投稿していた。

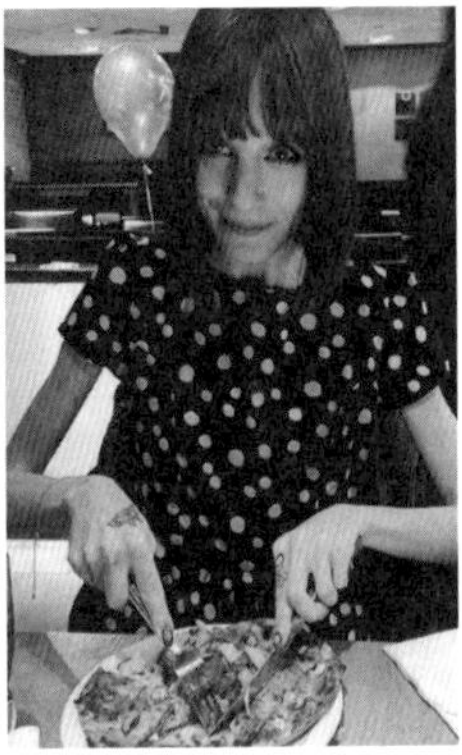

コケティッシュな表情で人気。2016年夏の時点で、インスタのフォロワーは10万人を超えている。

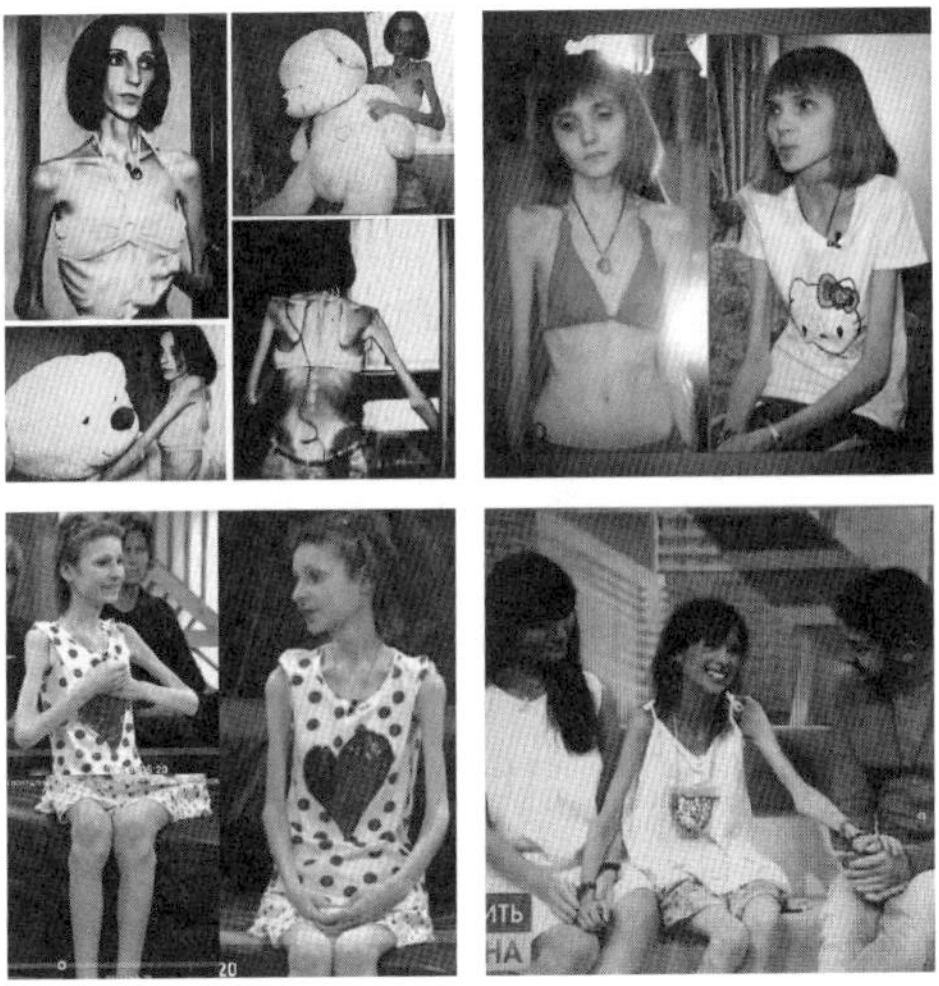

摂食障害をよくとりあげるロシアのテレビ番組に登場した痩せ姫たち。顔で選んでいるのかと思ってしまうほど、美人ばかりだ。

「私がこの世界で生きていることは、ルール違反なのだ」

それを見た瞬間、彼女の底知れない孤独感に戦慄しました。やっと手に入れた居場所、というより、必死につかんでいた救命の浮き輪さえ、簡単に奪われ、真っ暗な海を漂わなくてはいけないような……。こうした仕打ちは、彼女をさらに絶望へと近づけ、彼女に共感する痩せ姫たちをも落胆させてしまいます。

ではなぜ、こういうことが起きてしまうのかというと——。同調性、それも健全さをもって絶対とする同調性が世間では重んじられるからです。自分が健全でありたいと願うあまり、世の中全体もそうでなくてはならない、と考える人たちが彼女のような存在を許容できず、排除しようとするのです。

実際、彼女の画像や記事を見ることで、摂食障害を悪化させたりする人もいるかもしれません。ただ、それはダイエット同様、両刃の剣です。ダイエットで健康になる人もいれば、病気になる人もいるように、彼女の存在がプラスになるかどうかはケースバイケースでしょう。

にもかかわらず、彼女が必死に見つけた居場所を簡単に奪える人には、もし自分が彼女のような立場だったらという想像力が欠けているのでしょう。そのほうがよっぽど不健全なことだという見方も成立するはずなのですが……。

日本人は、この同調性というものが強い国民だともいわれます。ちなみに、脳科学者の中野信子によれば「人間の意思決定」には「人の目や世間に従い、空気を読もう、という方法と、自分自身で、人の意見を聴かずに決める、という方法」とがあり、東アジア、とくに日本では、前者を好む人が圧倒的優位なのだそう。後者派については「3割以下」にすぎないといいます（註1）。

そのためか、痩せ姫へのスタンスも厳しいものがあります。いわゆる自撮り写真をSNSに載せると、それだけで中傷のコメントがついたり、2ちゃんねるなどで揶揄されたり。批判する側には、たとえば、ろくに働かずに親のカネで過食嘔吐して、国民の税金に頼って入院したりしているくせに、などという論理も存在するわけですが、大きなお世話というものです。

また、フランスでは最近、モデルの痩せすぎを規制しようとする条例が議会で可決されました。基準となるBMIを下回るモデルを起用した事務所は、罰金を払うことになるようです。

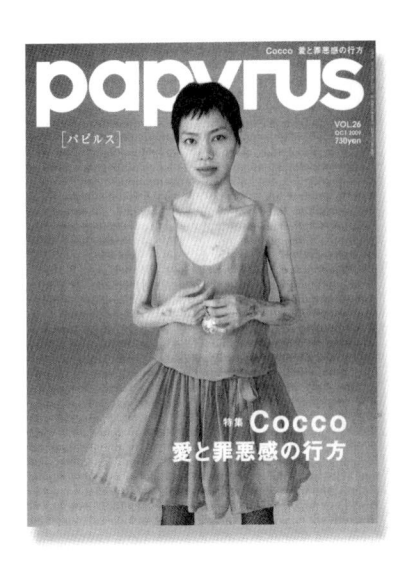

アーティストのCoccoもカリスマ的存在。雑誌『パピルス』（2009年10月号）で摂食障害と自傷を公式に告白した。

フランスという「個性」を大事にしてきた印象の国ですら、こうした事態が生じることには正直、驚きを禁じえません。というのも、モデルにとってその細さは個性であり、そこに憧れる人にとっても個性ですから。これは現代的美意識、つまり心を「悪」として規制する行為でもあるのです。

その一方で、ぽっちゃりした体型の魅力を見直していこうという動きも、世界のあちこちで始まっています。それはそれで、悪いことではないでしょう。ただ、その動きが痩せた体型の魅力を否定するものであってはおかしい気がします。

どっちもあり、さらには「なんでもあり」的な発想こそが、痩せ姫を楽にするのではないでしょうか。

なぜなら、痩せ姫のつらさはさまざまです。いくら痩せても満足できなかったり、太りたくても太れなかったり、太ってしまって痩せたいのにそれができなかったり、あるいは体型には納得できていても、食事や人間関係に悩みを抱えていたり。つまるところ、そのままの自分を肯定できないところに最大の問題があるわけで、そこが生きづらさの根源でもあります。

そんななか、病んでいる自分も「あり」なのだと肯定できたり、もしくは周囲に肯定してくれる人が現れたりすれば、多少は楽になるのではないでしょうか。

要するに、摂食障害という病気を「個性」として認め合う、ということの有効性を考えてみたいのです。

註1　『英雄たちの選択』２０１５年４月19日放送（ＮＨＫ総合）

スレンダー芸能人

人間にとって、個性を認め合うことほど難しいものはなさそうです。自分がよしとする基準からのちょっとした「ズレ」すら許せないことがままあり、そこに異を唱えたくなることが珍しくないのですから。

たとえば、スレンダー芸能人の存在です。摂食障害を思わせる痩せ方でなくても、細い芸能人はいて、憧れの対象になったりします。が、その一方で、ダメ出しをされることも少なくありません。

その理由は「不健康だ」とか「見るに耐えない」とか、主観的な好みによるところが大なのですが、なかには「こういう人がいるから、摂食障害が増える」という、社会派的な見地からの物言いも。実際、細い芸能人、あるいはモデルに憧れてダイエットをし、行きすぎてしまう人はいます。ただ、それは芸能人やモデルのせいではないでしょう。

そんなスレンダー芸能人のなかでも、ここ数年、ツートップのようなかたちで高い人気を集め、同時にダメ出しもされやすくなっているのが、桐谷美玲と河北麻友子です。まずは、ふたりの体型について具体的に見てみることにします。

桐谷には2009年に出た『美玲さんの生活。』（註1）にわりと詳細なデータが存在し、それはこういうものです。

身長164センチ。B78W54H80。首周り26・5、肩幅35、二の腕17・4、太もも36、ふくらはぎ28、足首19。

なお、体重は39キロだといわれています。

これに対し、河北は、こういうデータがよく出回っています。

身長162センチ、体重38キロ、B78W58H79。

太ももについては今よりややふっくらしていた時期に、CDと同じ太さだという情報が。ちなみに、CDの周囲は37・68センチです。また、140センチ用の子供服が着られる、とも言っています。

BMIでいえば、両者ともに14・5くらいです。もちろん、かなり細いとはいえ、痩せ姫にはもっと低い数値、それこそひとケタまでいく人もいますから、驚くようなものではありません。

また、ふたりのようなBMIでも、拒食によって痩せた場合はギスギスした感じが出ますが、それもなく、十分に健康的な印象です。

にもかかわらず、ふたりには前述のような批判的な声も絶えません。

そんななか、河北がこんな反応を示しました。自身のインスタグラムでコメントしたのです。

「太りたくても太れない人もいるんですよ。麻友子の場合は本当に体質なだけです。悩んではいませんが、人それぞれ自分なりに悩んでることがあるので、心のないコメントを見て毎回がっかりしてしまいます。人それぞれ悩みもあって、自分の中での戦い、葛藤も人それぞれです。常に人に優しさを持って接するべきだと思います。"Everyone you meet is fighting a battle you know nothing about. Be kind. Always."」

世界的な規模のSNSだからか、帰国子女ならではの語学力も生かして、英文も付け足しています。個人的には「人それぞれ」という大好きな言葉を使ってくれているのがうれしく、我が意を得たりという気分でした。

そう、誰もが「人それぞれ」という感覚を大事にしていれば、誰かの体型を批判したり、そのせいで病気が増えるなどとウイルスまがいの扱いをすることもなくなるはずです。

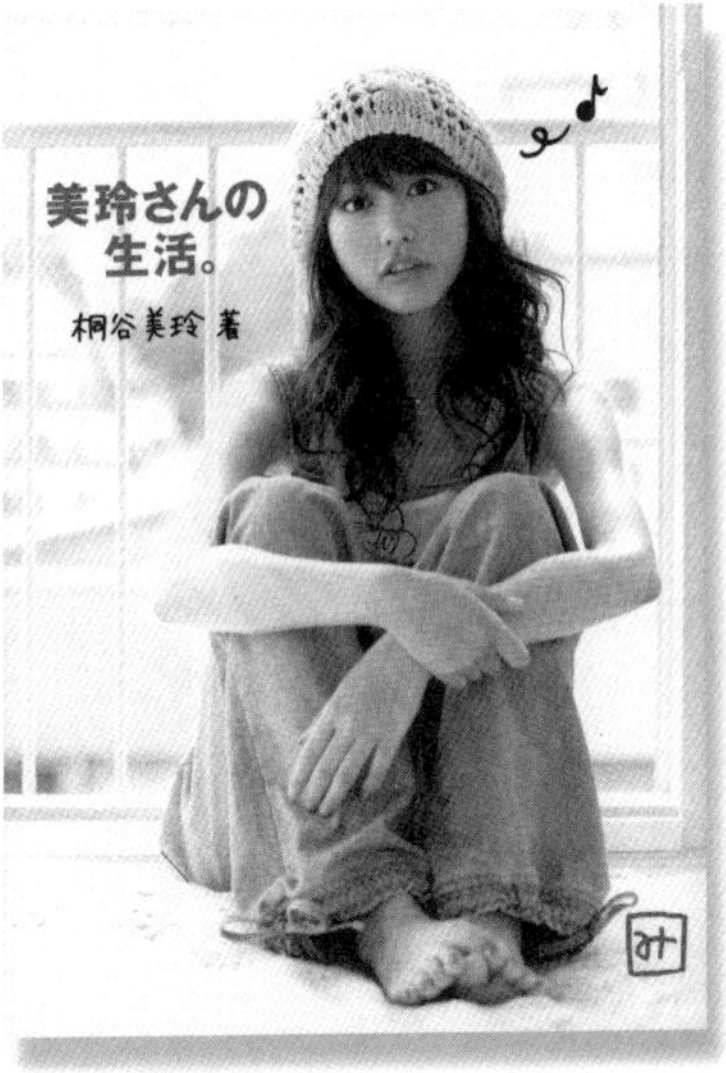

世界で最も美しい顔100人に4年連続ランクイン（最高は2014年の8位）。「美しい体型」なら何位に入るのだろう。

ついでにいえば、もうひとつ好きな言葉があり、それは「自己責任」。ある意味、現代社会のなかで生まれ、よく使われるようになった言葉です。ただ、なくなってもいい言葉だと思っています。生きていくうえで何をするにしても、自分が責任を持つというのは当たり前のことですから。

そういう意味で、スレンダー芸能人に憧れるのも、さらにはそこで病むことになったとしても、あくまで自己責任だということです。

しかし、病んでしまったことを見ず知らずの人やメディアのせいにする人は少なくありません。たとえば、ダイエットに挫折したあと、摂食障害もしくはそれに近い状態に陥った人が、スレンダー芸能人の公開メニューを見て、悪影響だと批判するケースはけっこう目立ちます。

さすがに、本人のSNSに直接クレームをつける人はまれですが、そのメニューを掲載した雑誌の編集部にインターネット上で抗議してみたり。そうこうするうち、こんなコメントもついたりします。

「そのモデルさん、私も好きでフォローしてるんだけど、あんな食生活、公開しちゃダメだよね」

つまり、この人にとっては「憧れ」と「不愉快さ」が混在しているわけです。こうした矛盾とまではいかなくとも、複雑な感情というものをもたらすのが、スレンダー芸能人だったりするのです。

ある痩せ姫は、スレンダー芸能人のことを「希望」だと言いました。ダイエットで極端に痩せたその人にとって、あれくらいにまで戻せば、細さと健康を両立できるという意味です。また、痩せたい人にとっても、目標にできるという意味では「希望」でしょう。

しかし、人間には個体差というものもあり、スレンダー芸能人と同じＢＭＩになったところで、そっくりそのままその体型になれるわけではありません。顔だって違います。

いや、そもそも、同じＢＭＩにすること自体、なかなか難しいことです。桐谷も河北も、とくにダイエットをしているとは言わず、ましてや大好物としてそれぞれ、唐揚げや生ハムを挙げているのですから。

どう頑張れば近づけるのかがわからず、頑張り方を間違えば、病む危険性もかなり潜んでいるとなれば、彼女たちはむしろ「絶望」を感じさせる存在かもしれません。憧れが大きかったぶん、挫折後に呪いたくなるような気持ちになっても不思議ではないのです。

もちろん、誰かの責任にして転嫁するほうが楽になれることもありますから、自分を救うために誰かを利用するのも、悪いことではないでしょう。ただ、それはやり方によってはその誰かを傷つけることになります。その結果、自己嫌悪に陥って、ストレスが増すこともあります。

要するに「自責」と「他責」のバランスは難しいということです。それこそ、世の中では、責任のなすりつけあいが日常茶飯事。それはまるで、責任という名の時限爆弾をみんなで渡しあっているような構図にも見えます。

ならばいっそ、自己責任というスタンスを徹底させたほうが丸くおさまりそうです。それを踏まえたうえで、おたがいの干渉をなるべく避けながら共存していくというやり方。その有効性は人間関係だけでなく、おそらく、国と国の関係についても当てはまるでしょう。人それぞれという、ともすれば冷たく聞こえるかもしれない言葉にこそ、平和へのヒントがあると思うのです。

そして、人それぞれという感覚のもとでも、共感しあうことは十分に可能です。実際、河北がインスタグラムでコメントしたあと、フォロワーからこんなコメントが寄せられました。

「私も同じ体質です！　ガリガリとか色気ないとか言われます！　でも本当に体質だから！って言っても、嫌味に聞こえるとか言われちゃいます」

「たまに、すれ違う人の言葉がぐさっと刺さることがあります。なかなか口にできない言葉を代弁してくださったみたいで少し気持ちが軽くなりました。まゆこちゃんを見習って、自分にもっと自信を持ちたいと思います！」

「私もずっと細すぎとかガリガリと言われてました。否定しにくいし、そうだよね！って自分で言うのも嫌でした」

「細すぎ～折れそうwとか足蹴ったらポキっていっちゃいそう～wwとかいわれて笑顔で返すけど落ち込むことめっちゃあります。痩せてる人だって悩んでるのに……」

「痩せるのも太るのも、大変ですよね。ましてモデルさんとかだと身体の維持も仕事でありすごいなって思いますし、ふくよかな女芸人さんも可愛い。みんな個性ですよね～」

これらはもっぱら、体質で痩せている人の声ですが、拒食で痩せている人のなかにも「そうそう！」とか「わかる！」とか思えたりするところがあるのでは。つまり、人それぞれと共感は両立できるのです。

というよりむしろ、人それぞれを前提にした共感のほうが本物に思えます。家族だから、親友だから、共感できて当たり前だという思い込みから、人は衝突しがちですから。そういう意味では、自分以外みな他人なのだと考えるくらいでいいのかもしれません。

じつは個人的にそれを「他人感覚」と名づけています。

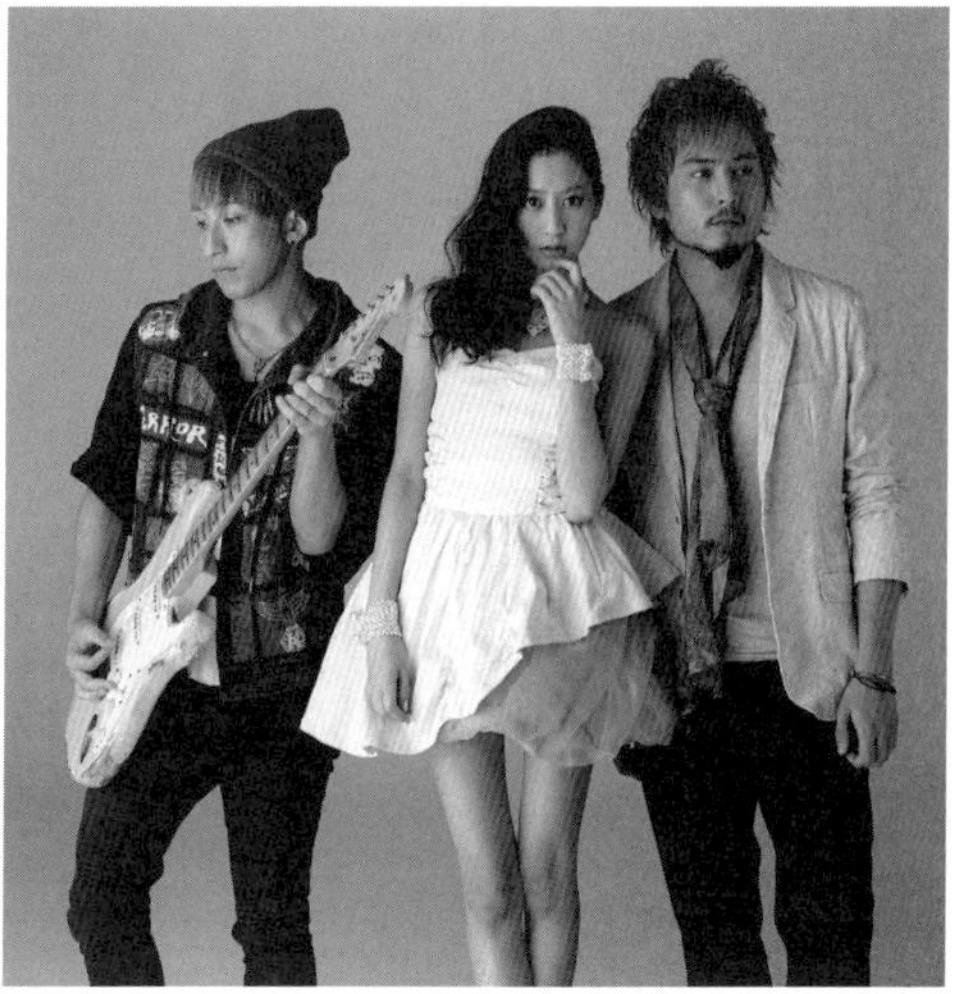

河北麻友子がコラボユニットで歌手デビューした際の公開画像。そのサイギャップ（太ももの隙間）に憧れる女性は少なくない。

他人感覚とプロアナ

この「他人感覚」については、先人の興味深い考え方があります。アドラーという心理学者が提唱した「個人心理学」です。彼はそれ以上分割できない状態が「個人」だとしたうえで「人間の悩みは、すべて対人関係の悩みである」と説きました。

その悩みから解放され、自由に生きるにはどうすればいいか、この心理学を解説した『嫌われる勇気』（岸見一郎／古賀史健）（註1）には「自由とは、他者から嫌われることである」と書かれています。その理由について、引用してみましょう。

「あなたが誰かに嫌われているということ。それはあなたが自由を行使し、自由に生きているしるしであり、自らの方針に従って生きていることのしるしなのです。（略）たしかに嫌われることは苦しい。できれば誰からも嫌われずに生きていたい。承認欲求を満たしたい。でも、すべての人から嫌われないように立ち回る生き方は、不自由きわまりない生き方であり、同時に不可能なことです」

つまり、誰かに嫌われることばかり心配していては自由にはなれず、悩みからも解放されま

註1 『美玲さんの生活。』桐谷美玲（集英社）

せん。また、周囲の評価を気にしすぎていると「他者の人生を生きる」ことになってしまう、とも。誰もが「他者の期待を満たすために生きているのではない」のだから、自分は自分、他人は他人でいいわけです。

実際、そう割り切ったうえで、周囲とうまく折り合いをつけていくことができれば、生きづらさもやわらぐことでしょう。自分以外みな他人、人それぞれを前提に、共感できる部分を探っていく「他人感覚」にも通じるところです。

しかし、それが難しいのもまた現実。そこで、他人感覚を身につけ、磨くために有効なのがインターネットです。なぜなら、血縁や地縁、あるいは学校縁や会社縁とでもいったものに比べ、ネット縁というのはしがらみが生じにくく、またそれに縛られにくいからです。

そこでは、個人情報をほとんど明かさずに人と関われますし、関わりを断つのも自由です。趣味や思想など、自分のなかの一部の要素に特化して、似た人とつながり、またそれをやめることもけっこう可能です。

親の面倒を見なくてはいけないとか、町内会費を払わなくてはいけないとか、友人や同僚と顔を合わせなくてはいけないとか、そういう「〜しなくてはいけない」的なものから、遠ざかっていられるのです。

しかも、痩せ姫にはそういう「〜しなくてはいけない」的なものにとらわれやすく、しがらみに縛られがちという傾向があります。だからこそ、インターネットの掲示板やSNSでつらさを吐き出したり、葛藤を告白する人が多いのでしょう。

まえがきで触れた「プロアナ」すなわち、摂食障害を病気ではなく「生き方」としてとらえていこうとする運動もネットから生まれ、活発化してきました。世間的な常識にとらわれずに、個人の切実な本音を優先させることができるインターネットならではの現象でしょう。

しかし、プロアナをよしとしない人もいます。不健康な生き方をわざわざ志向したり、それを推奨するなんてけしからんというわけです。過激な人になると、痩せ姫が自撮りのコーデ画像をSNSに載せるだけで批判をします。たとえプロアナを標榜していなくても、それが見る者の痩せ願望をあおったりするという意味で、十分にプロアナ的だというわけです。

なかには「カリスマ痩せ姫」のところで触れたように、本人を批判するだけではなく、サイトの運営側に報告して、アカウント停止などに追い込むケースもあります。その結果、タンブラーやインスタグラムのように、プロアナ的なアカウントを規制することにした大手サイトも。おかげで痩せ姫側がプロフィールに「NOT PRO ANYTHING（私は何も促進していない）」などと但し書きをして予防線を張らなくてはならない状況にもなっています。

こうした反プロアナ的な動きが残念なのは、それを正しいと信じてやっているところです。一方、痩せ姫側にはそういうものが希薄です。むしろ、自分のやっていることを正しいと思えずに苦しんでいる人が大半なのですから。自分のなかでの闘いだけでも大変なのに、見ず知らずの他人から攻撃されるのではたまったものではありません。

アドラーの個人心理学には、こうした正しさへのこだわりゆえの罠についての言及もあります。引用してみましょう。

「人は、対人関係のなかで〝わたしは正しいのだ〟と確信した瞬間、すでに権力争いに足を踏み入れているのです。（略）つまり〝わたしは正しい〟という確信が〝この人は間違っている〟との思い込みにつながり、最終的に〝だからわたしは勝たねばならない〟と勝ち負けを争ってしまう。（略）そもそも主張の正しさは、勝ち負けとは関係ありません」

たしかに、こうした争いはむなしいものです。しかも、反プロアナの主張にはその根底に、病気＝悪（健康＝善）という価値観が存在するわけですが、摂食障害が〝心の病気〟として本格的にとらえられるようになったのはせいぜいここ数十年のこと。それ以前は発症頻度自体が少なかったこともあって、宗教や哲学と結びつけられたり、また、脳の内分泌の異常による病

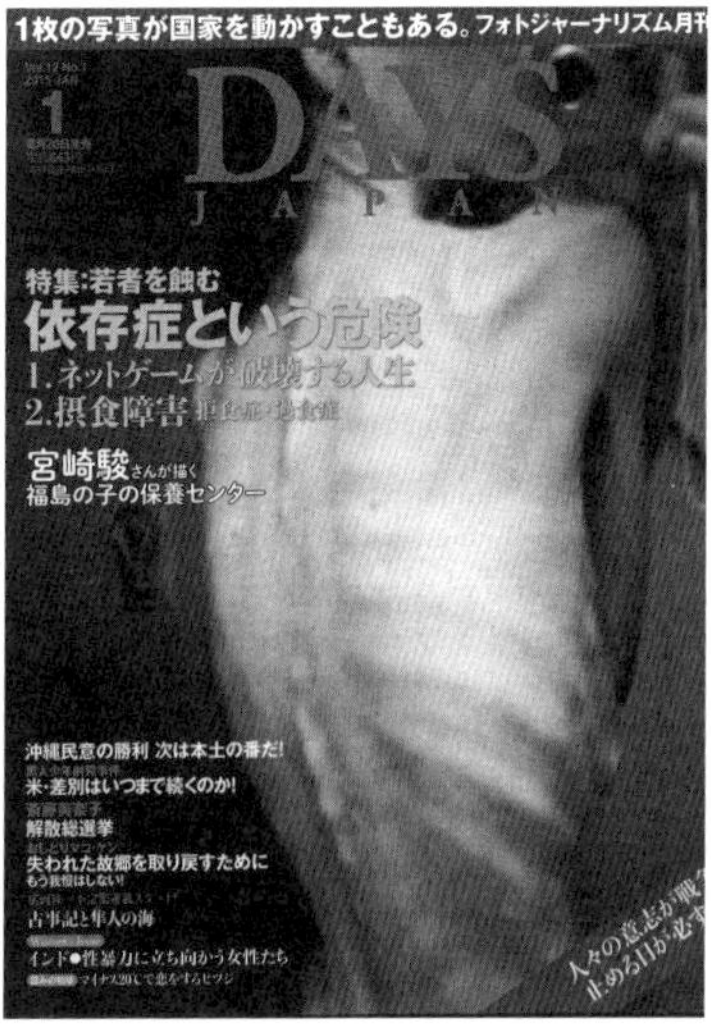

『デイズジャパン』（2015年1月号）……摂食障害の特集は計10頁。プロアナや痩せ姫の自撮り(リアル・シンスピレーション)にも言及している。

気だと見なされたりもしました。

さらには、糖尿病のように一度かかってしまったら、死ぬまで共存していくしかない病気もあります。摂食障害も人によってはそうなのでしょうし、生き方として考えるのはむしろ前向きなことだともいえます。

もちろん、医師が病気だと診断することもあるでしょうが、摂食障害は伝染病ではありません。反プロアナの主張には、その伝染性を不安視するふしも見られるものの、それは科学的に証明されていないわけです。したがって、治療に希望が持てなかったり、不本意に感じたりしている人がそれを自分の生き方として選んでもとくに問題はないはずです。

にもかかわらず、反プロアナの主張は強気です。そこには、自分のほうが世の多数派だという意識も働いているのでしょう。ここで思い出すのが、太宰治の小説『人間失格』の世間論です（註2）。

自堕落な生活を友人にとがめられ「これ以上は、世間が、ゆるさないからな」と言われた主人公は、世間とは何かと考えるうち、こんな思いに到達します。

「世間というのは、君じゃないか」

そして、それまで「強く、きびしく、こわいもの、とばかり思って」いた世間の実体が「個人」にすぎないことに気づいたことで「いままでよりは多少、自分の意志で動く事が出来るように」なるのです。

痩せ姫に対しても、たとえば、

「親のカネで過食嘔吐して、ニートでひきこもりで、そんなヤツは世間が許さないよ」などと言う人がいます。自分の正しさに自信のない痩せ姫はそれだけで萎縮してしまいがちですが、それはただその人が許せないと感じているだけです。しかも、世間という実体のない援軍まで持ち出している時点で、その人がじつは弱い人だということもわかります。

では、どういう人が「強い」のかというと――。アドラーの個人心理学では「対人関係の悩みを一変させる可能性を秘めた」視点として、

「他者の課題には介入せず、自分の課題には誰ひとりとして介入させない」

ということを提案しています。それができる人こそ、本当の強さを備えているのではないでしょうか。

自分は自分、他人は他人。そんな感覚をネットなどで鍛えながら、家族や友人との関係性にも生かせるようになれば、今よりはもっと生きやすくなるはずです。そう、周囲が好き勝手に主張する正しさにこだわるより、自分なりの生きやすさを求めたほうがおそらく幸せへの近道なのですから。

では、痩せ姫にとっての生きやすさとはどういうものなのか。次章ではさまざまな事例を見ながら、考えることにしましょう。

註1 『嫌われる勇気――自己啓発の源流「アドラー」の教え』岸見一郎／古賀史健（ダイヤモンド社）
註2 『太宰治全集9』太宰治（筑摩書房）

第三章

歴史と物語と思い出のなかの痩せ姫

激瘦せ史の分岐点

宮沢りえ以前・以後。

日本における痩せ姫の歴史については、そういう区分も可能でしょう。１９９５年に起きた、トップアイドルの「激瘦せ」騒動。メディアはそれを摂食障害によるものと診断し、世間も同調したことで大きな関心事となりました。

そんなりえの「変化」をテレビで最初に指摘したのは、タモリ。芸能界きっての容姿フェチであるこの人は4月10日『笑っていいとも！』のゲストに来た彼女を見るなり、驚きの声をあげます。

「また一段と細くなりましたねぇ」

この日のりえの衣裳は、身体にフィットした薄手の長袖ニットに、ミニ丈の半袖ワンピース。当時の雑誌記事（註1）には「誰の目にも10キロはやせてしまったように映った」「40キロもないはず」との見方が示されています。ちなみに、身長は１６８センチなので、なかなかの細さです。ただ、見出しには「〝激やせ〟りえの意外な明るさ」というフレーズも付けられていました。当時の彼女は「ダイエッターズ・ハイ」のような状態だったのかもしれません。

そして、半年後――。彼女はさらに、メディアと世間を驚かせます。10月3日に行なわれたゴルフイベントに、もっと痩せた姿で登場。スラックスのなかで泳ぐ脚の頼りなさはもとより、何より衝撃的だったのは、途中で羽織っていたものを脱いだ際、半袖のシャツからむきだしになった腕の細さでした。肉が削げ落ち、肘の骨が飛び出すという、本格的な痩せ姫のそれに変わっていたのです。

この様子は翌日のワイドショーで派手にとりあげられ、それ以降、彼女は国民的レベルで注目の的に。好奇の視線と心配の声が混在するなか、メディアによる原因探しが活発化し、世間は摂食障害への理解と誤解を一気に深めていきます。そういう意味で、このゴルフイベント、とくに彼女が羽織っていたものを脱いだ瞬間は、痩せ姫の歴史の大きな変わり目となりました。

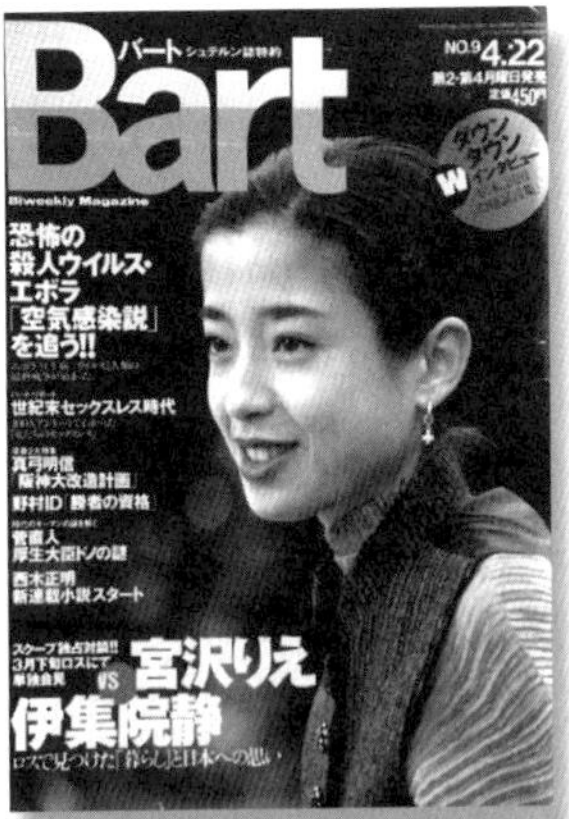

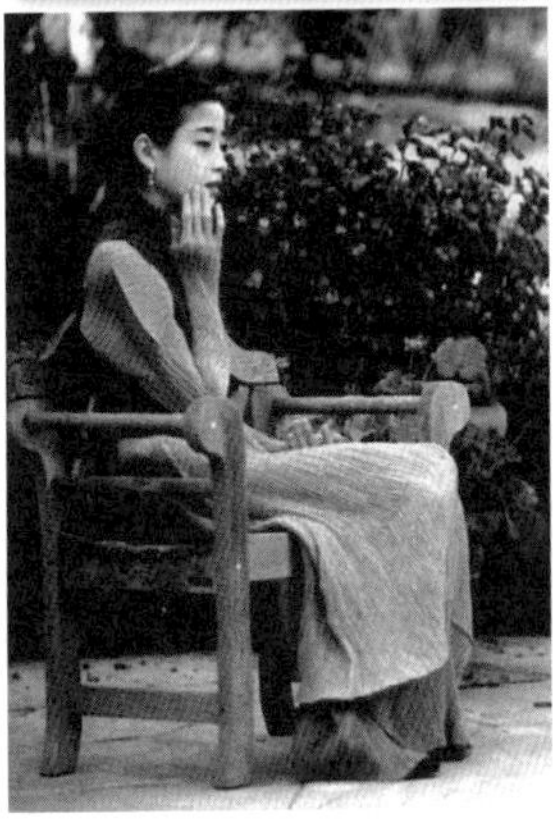

『バート』（1996年4月22日号）より。ゴルフイベントから約半年後、りえは滞在先のロスで取材に応じた。話題は、桜やヨーグルト、不安への対処法など。

その歴史的瞬間、筆者が何をしていたかというと――。テレビ朝日で芸能リポーター梨本勝氏の取材を受けていました。その半年前に上梓した『ドキュメント摂食障害』の著者として、すでに話題になっていた彼女の激痩せと摂食障害の関連性について語るためです。このVTRは2日後のワイドショーで使われるとのことでしたが、ゴルフイベントでの姿が衝撃だったため、予定が早まり、翌日、彼女の映像とともに放送されることとなります。

じつは本格的なテレビ出演は、後にも先にもこの一度のみ。それが痩せ姫史の分岐点というタイミングだったことには、運命的なものさえ感じます。

ではなぜ、彼女は激痩せをきたしたのでしょうか。当時よくいわれていたのは、母親との関係に原因があるとする説。まずは、太った母親のようになりたくないから、反動で痩せすぎてしまったというものです。

というのも、摂食障害には支配的な母親と従順な娘という構図が典型例として存在し、彼女の場合もそこに当てはまります。筆者が10代半ばの彼女を取材したときも、ステージママである母親にもたれかかっているような印象を受けました。

ただ、当然のことながら、太った支配的な母親を持つ女性がみな、激痩せをきたすわけではありません。そこには、複雑な家庭環境、少女としての無理な自己実現、大人世界への移行の失敗、体型をめぐる強迫観念の強さといった、さまざまな要素が作用していたと考えられます。

というのも、彼女は物心つく前に父親と生き別れており、母親とも一時は別居状態に（母親が戻ってきたのは、彼女が子供モデルを始めたことを知ってから、ともいわれています）。「素直」「元気」「天真爛漫」などと評された彼女の性格は、おそらくそういう生い立ちから逆説的に育まれたもので、それは芸能界でも称賛されたことにより、強化されたはずです。と同時に「顔立ち」や「体型」が重視される世界に飛び込んだことで、自らの外見についてのこだわりも、強化されたことでしょう。

つまり、彼女は「完璧な美少女」を頑張って演じることにより、国民的アイドルになりえたわけです。

しかし、一生そのままでやっていけるほど、世の中は甘くありません。とくに、母親主導で行なわれたふんどしカレンダーやヌード写真集などのセクシー路線は、ハイリスク・ハイリターンでした。それはある意味、国民的レベルのセクハラ対象になることでもあり、サプライズ効果がすごかったぶん、本人にはストレスだったと考えられるのです。

そこで彼女は、のちの横綱貴乃花（当時は大関）との「結婚」という方法で、大人の世界へと一気に飛び立とうとしました。が、先方からの一方的に近い婚約破棄により、それが果たせず、デビュー以来初といっていい挫折を味わいます。

それでも会見で「悲劇のヒロインにはなりたくない」と発言するなど「素直」に「元気」に「天真爛漫」に振る舞うことで、危機を乗り切ろうとします。本当は恨み言を言ったり、八つ当たりでもしたほうがよかったのでしょうが、少女としての優等生的な自己実現しか知らない彼女には、そうやって、平気なふりをするよりほか、術《すべ》がなかったのかもしれません。その無理がしわ寄せを生み「激痩せ」という、心身症的かつ自己破壊的表現をとらせるにいたったのでしょう。

それにしても、激痩せという問題を考えるとき、これほど典型的なケースも珍しいのでは。いや、ひとつ、典型的ではないこともあります。それは大きなリバウンドをしていないことです。途中でひどい過食に転じて、以前よりも太ってしまう人が多いなか、彼女はその後、騒がれない程度の「ギリギリの細さ」となって、その体型を維持し続けました。

しかも、結婚（のち離婚）や出産も経験。こうしたことが、彼女を特別な存在にしています。というのも、SNSなどで、

「宮沢りえくらいの細さでいられるなら、体重を増やしてもいいのだけど」

と、口にする人が目立つのです。

では、本人は回復後の体型をどう思っているのでしょうか。それを察するうえで、興味深いエピソードがあります。2007年に『徹子の部屋』（註2）に出たときのことです。

彼女は和服姿で、帯の絵柄が「酒盛りをする骸骨たち」という奇抜なものでした。そこで、黒柳徹子が「こんなものがあるのねぇ」と感想を言うと、

「りえにピッタリね、ってマネージャーに言われたんですけど。どういう意味かしら……って（笑）」

黒柳は「まぁ、すっきりしてらっしゃるから」とつなげていましたが、かなりハッとさせられたものです。というのも彼女、激痩せ騒動の渦中には、

「骸骨みたい、って言われるのは、イヤです！」

と、発言していたからです。そんな人がなぜ、骸骨柄の帯をして、周囲からの「ピッタリね」という突っ込みに笑っていられるのか、少し不思議にも感じたものです。

おそらくこれは、彼女のなかに「痩せ」へのこだわりがまだ残っていて、悪意丸出しならともかく、羨望も混じったからかいなら、むしろ、満足や安心につながるからでしょう。いわば、世間で許されるギリギリの細さ。しかも、それはメディアに美しいものと見なされ、女優としての仕事にもプラスに働いている印象です。

近年は、脂肪を減らす効果のある緑茶のCMにも出演。彼女の細さはむしろ健康的なものだ、という評価も得ているわけです。

なお、米国において、痩せ姫の歴史を一変させたのはカレン・カーペンターでした。83年に、拒食症による心不全で32年の生涯を終えましたが、宮沢りえは40代を元気に迎えています。痩

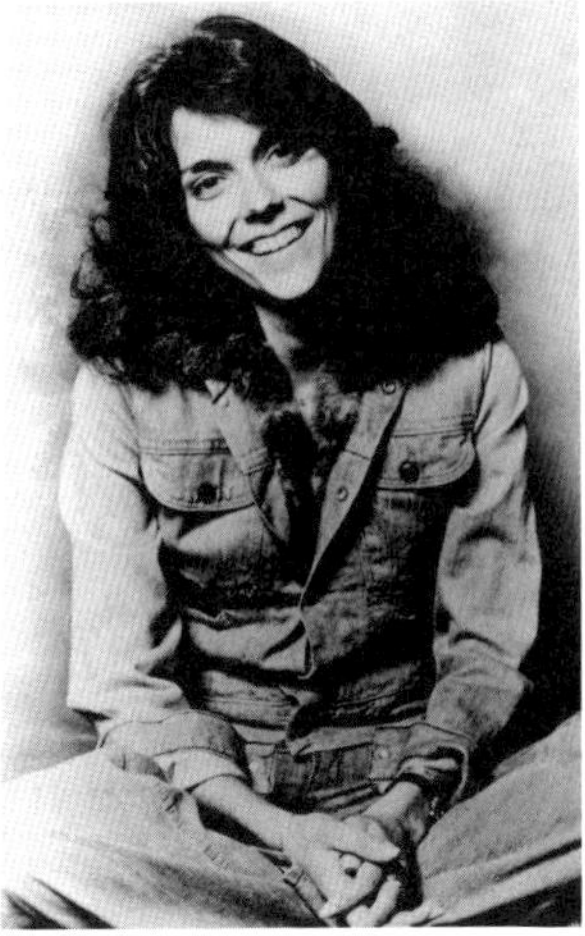

明るいアメリカを象徴する存在でもあったカレン。それ以前にも拒食症を患った有名人はいたが、死は衝撃的だった。

せたままで自己実現していきたい人にとっては、ひとつの希望といえるでしょう。

註1　『週刊女性』１９９５年5月2日号（主婦と生活社）
註2　『徹子の部屋』２００７年11月2日放送（テレビ朝日系）

死に魅入れられたプリンセス

「りえ以前」に登場した痩せ姫。そのなかでも世界史レベルで名高いのが、オーストリアの皇妃（のちに皇后）エリーザベトです。現代の日本では、宝塚歌劇団のミュージカル『エリザベート』で親しまれていますが、ここでは愛称の「シシィ」で呼ぶことにしましょう。

今から１５０年前、シシィはこんなダイエットに熱中していました（註1）。

「朝にラスクとハーブティー、昼に子牛の肉を絞った汁のみ、夕に生卵、ミルク、ワイン、一日7時間運動し、夕方に体重を計って、増えていれば夕食を抜く」

こうした生活により、身長１７２センチ、体重50キロ弱、ウエスト50センチ（40センチ台とする説も）という体型を維持。当時は今ほど痩せ礼賛《らいさん》の風潮ではなかったものの、天賦《てんぷ》の美貌もあいまって、国民から高い人気を得ます。

その一方で、ザッハートルテなどのスイーツを大量買いしたり、会食をドタキャンしたり、栄養失調で倒れても運動をやめなかったり。彼女が世界最初のダイエッターとも、世界最初の摂食障害患者とも評されるゆえんです。

そして何より、その痩せ姫らしさがうかがえるのが、自らの死を願うほどの心の闇でした。幼時から近親者の死に多く出会い、10代で皇后になってからは窮屈な生活にストレスを抱えていた彼女は、こんな言葉を残しています（註2）。

「私はカモメのように漂っていたい　自由に、波の上を　私の住まいはどこにもない」

「狂気は生より真である」

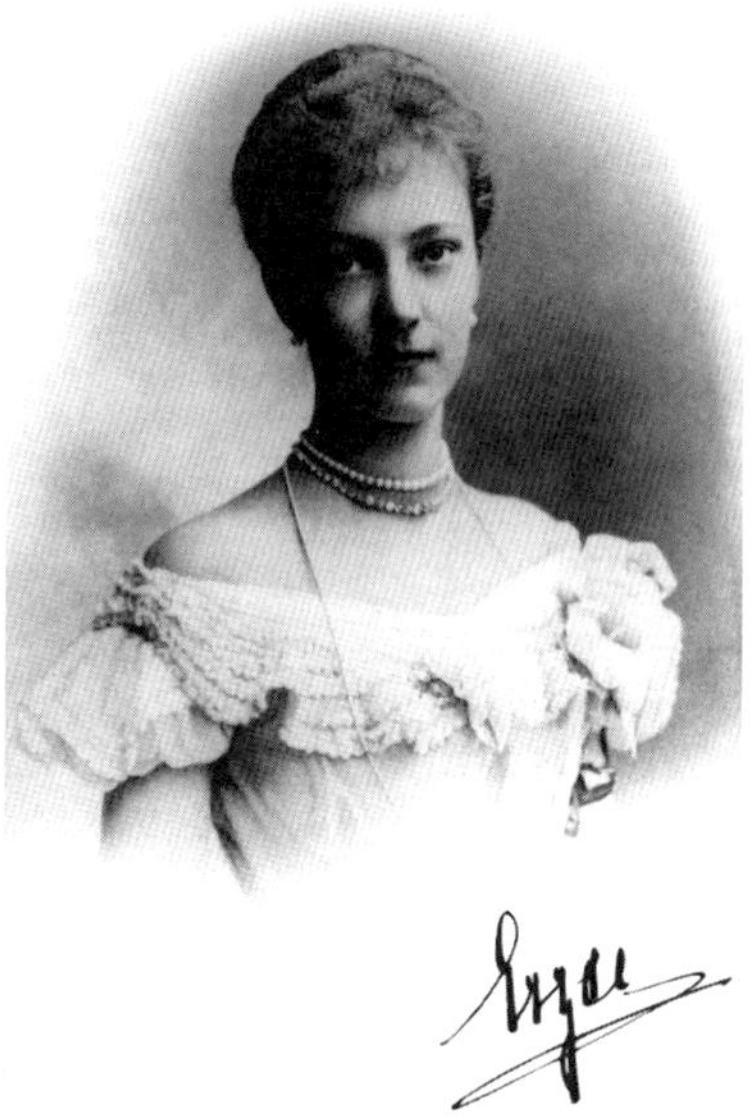

写真という新たな文化もシシィの人気を高めた。が、老いとともに写真を嫌うようになったという。

「死を思うことは、心を浄化し、庭で雑草を抜く庭師の役を務めてくれます」

低栄養や過活動で自らを追い込むことも「死を思うこと」に通じる効果をもたらしていたのでしょう。また、居場所のなさをまぎらわそうとしてか、旅ばかりしていました。

さらに、中年期には最愛の息子が自殺するという悲劇が起き、絶望した彼女は喪服しか着なくなります。それでも、60歳まで生きた彼女は旅先のカフェで数人分のアイスクリームを食べた翌日、無政府主義者に刺され、暗殺という最期を遂げました。

そこでようやく、生きづらさから解放されたのかもしれません。

シシィに限らず、王族や貴族に痩せ姫は出現しやすい気もします。たとえば、英国のダイアナ妃は離婚の前年、テレビで自ら過食嘔吐に長らく苦しんできたことを告白しました。

じつは彼女の実姉も拒食症になったことがあり、その資質は十分に持ち合わせていたのでしょう。皇太子妃となってすぐに発症し、また、自殺未遂も繰り返したといいます。

それでも彼女は、自分なりのやり方で自己実現を模索していきます。エイズ撲滅や地雷除去などの慈善活動に熱心に取り組み、いわば「社会愛」によって心の闇を照らそうとしたのです。

ちなみに、この「社会愛」というのは、ミュージシャンの尾崎豊が口にしていた言葉です(註3)。彼は覚醒剤事件による留置所生活のなかで、世の中全体に「大きな社会愛みたいなものを生み出せたら」という思いにいたりました。じつは痩せ姫のなかにも、他の人たちの幸せを願うことで自らの幸せとしようとする人がいます。ただ、そこに徹して、バランスよく生きていくことは難しいのかもしれません。

実際、尾崎は26歳で変死。ダイアナもまた、離婚の翌年にいささか謎めいた交通事故死により、36年の生涯を閉じました。

ほかには、スウェーデンのヴィクトリア王女（現・王太子）が19歳のとき、拒食症になり、王室もそれを公表しました。こちらは治療も兼ねての米国留学を経て、回復。帰国してから知り合ったジムのトレーナーと恋に落ち、結婚することになります。

では、日本ではどうでしょう。

話はかなり古くなりますが、鎌倉幕府の創始者・源頼朝に大姫という娘がいました。北条政子との最初の子です。

彼女は父の政略により、幼くして源義仲の長男・義高のいいなずけになったものの、やがて

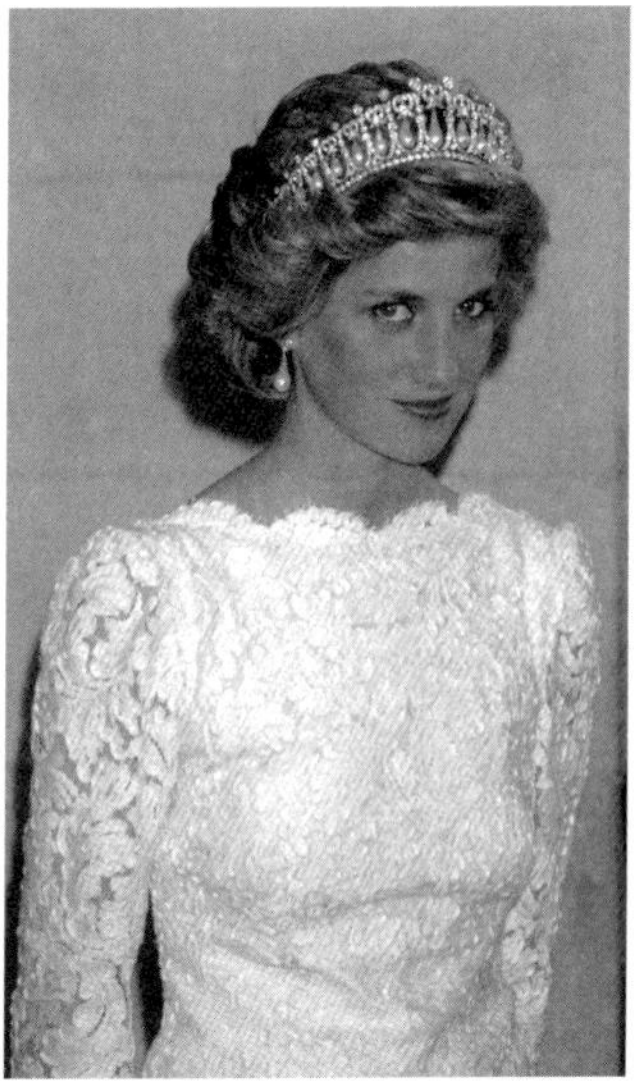

ダイアナは身長178センチで体重54キロ。激痩せ期はもっと少なかっただろう。外国訪問中、失神したとも伝えられる。

破談。頼朝が義仲を滅ぼし、義高も殺したからです。彼女はそのとき、5、6歳でしたが、激しいショックを受け、水さえも受けつけなくなりました。

その後、絶食状態からは回復したものの、鬱《うつ》や不眠が慢性的に続き、病弱なまま成長。それでいて、貴族との縁談を勧められると自殺をほのめかして拒絶するような、母譲りの気丈さも示します。そして、後鳥羽天皇の后となる話が進行するなか、それを否とするかのように二十歳前に病死してしまうのです。

彼女が今でいう拒食症だったかどうかは、わかりません。ただ、それに似た病であっても不思議ではないでしょう。というのも、彼女が生きた時代の約200年前に書かれた『源氏物語』に、ストレスで痩せ、さらには命まで落とすような女性が何人も登場するからです。

作者の紫式部は、ヒロインたちが物思いによって身を細らせる姿に切実さや崇高さを見て、独自の美として描きました。なかでも、現代の痩せ姫に通じる精神性を強く感じさせるのが、宇治の大君です。

落魄《らくはく》した皇族の娘である彼女は、光源氏の息子・薫に想われ、求婚されながらも、自信のなさや愛への不信感から拒絶。自分の代わりに妹を娶《めあ》わせようとした計画の失敗を機に、絶食状態となり、20代半ばで亡くなります。

その体型はもともと「痩せ痩せ」と形容されるものでしたから、臨終を迎えようとするときにはこんな状態になっていました。

「(略)もう痩せ細って影のようになりお腕《うで》なども痛々しく細り、今にもこわれそうな、なよなよした感じでしたが、お肌の色艶は不思議に衰えず、いよいよ透き通るように白く清らかでした。掛け物も重いといわれ押しやって、白いお召物の柔らかなのだけを重ねていらっしゃるお姿は、衣裳の中に身のない雛人形を寝かせているようにはかなげに見えます」(註4)

また、火葬の際には「煙も多くむすぼほれたまはずなりぬる」とあります。煙が多く立ち昇らなかったのは、それくらい痩せ細っていたからでしょうか。

そんな大君は、薫の求婚に対し、自らの命を「涙の玉」にたとえ、拒絶しました。ある痩せ姫は、ブログにこんな感想を漏らしたものです。

「私も涙の玉のように儚い、繋ぎ留める事も出来ないような命になってしまいたい……」

彼女は当時、170センチ弱で30キロ台前半でしたが、やがて20キロ台後半まで痩せました。ではなぜ、大君はそこまで食を拒む必要があったのでしょうか。神田龍身は『源氏物語=性の迷宮へ』(註5)のなかでこんな分析をしています。

「(略)大君自身にも理由がわからぬままに死への衝動がまずは無条件にあり、具体的な理由づけはあとから付与されているのだ。(略)大君は事態をことさら悲観的にとらえ、必死になって死ぬ理由をさがしている」

これはシシィが終生持ち続けた、死への憧れをさらに前へ進めたものといえるでしょう。

それにしても、身分的には恵まれているはずの「姫」という立場と「死」というものは一見、結びつきにくいものです。しかし、このふたつの要素は意外と隣り合わせだったりもします。その裏づけとなるのが、世界中で愛されるメルヘンの存在です。

註1 『歴史秘話ヒストリア』 2011年1月3日放送(NHK総合)
註2 『天使の食べものを求めて――拒食症へのラカン的アプローチ』 ジネット・ランボー/カロリーヌ・エリアシェフ(三輪書店)
註3 『ロッキング・オン・ジャパン』 1988年4月号(ロッキング・オン)
註4 『女人源氏物語(五)』 瀬戸内寂聴(小学館)
註5 『源氏物語=性の迷宮へ』 神田龍身(講談社選書メチエ)

母殺しのメルヘンと姫系コーデ

たとえば『人魚姫』。痩せ姫には特に人気の高い童話です。

その理由はやはり、自らの声を、あげくには命まで引き換えにして純愛を貫くヒロインの姿が魅力的に感じられるからでしょう。そこから思い出すのは「不幸になる権利」という言葉です。

これはアニメ『魔法少女まどか☆マギカ』の脚本家虚淵玄《うろぶちげん》が自作を語るなかで出てくるもの。幸せとは何か、という問いに対する答えとして、こういうかたちで使われます。

「うーん、満足感ですかね。ただやっぱり、それが成立する前提が、不幸になる権利だと思いますよ。何かを犠牲にして掴みとったときに、失ったものと得たものとを比較して、プラスだったと思えたんならその人は幸福だったのかな」（註1）

人魚姫もまた「不幸になる権利」を行使しながら、悲劇的ではあるものの、純度の高い幸福をつかんだといえます。

じつは痩せ姫における拒食にも、似たものを感じるのです。何かを犠牲にしながら、新たな自分に変わる可能性を模索しているという意味で。そして、こちらも「死」と隣り合わせだったりします。

また、メルヘンには「仮死状態」というのもよく出てきます。『眠り姫』もそうですが、ここでは『白雪姫』を見てみましょう。

拒食経験もある詩人の伊藤比呂美は、この物語のなかで何度も死にかけ、小人たちや王子に助けられるヒロインについてこう言っています。

「最終的には死骸になってもなお、みんながちやほやしてくれて、きれいだと言ってくれる。それは女の子にしてみたらたまりませんよね」（註2）

そして、拒食の心理にも、こうした存在への羨望が秘められているのではと指摘します。たしかに、痩せ姫には太ったままでは死にたくない、もっと痩せてから死にたいと願う人も。より美しく、悲劇的に見られたいという意識の表れでしょう。

また、大なり小なり、自ら死に近づきながら、どこかで助けを待っているようなところも感じられますし、この指摘は的を射ているといえそうです。

さらに『白雪姫』にはもうひとつ、重要な問題が隠されています。母殺し、です。ヒロインの美しさを妬み、殺そうとする王妃については現在、継母とするものが広まっていますが、当初のオリジナル版だと実母。すなわち、これは実の母親に殺されかけた娘が復讐を果たす物語なのです。

ある痩せ姫は、こんなことを言っていました。

「母親殺しの元祖と言えば、白雪姫だと思うのですが、私が残虐な白雪姫に感じていた安堵のような気持ちは、居心地のよさなのかもしれませんね」

ではなぜ、そこに「安堵」や「居心地のよさ」が生じるかというと――。娘による「母殺し」が極めて困難なものだからです。もちろん、ここでいう「母殺し」とは精神的な支配関係からの脱却を意味するのですが、精神科医の斎藤環はこう書いています（註3）。

「娘は母親の支配に悩まされますが、母親は娘を支配してしまうことについてしばしば無自覚です」「こうした支配は、娘の幸福を心から願うような、献身的なまでの善意にもとづいてなされるため、通常の支配とは異なってみえるでしょう。（略）しかし、支配の自覚がない人による支配くらい、たちのわるいものはありません。それは、支配に反抗する身振りが罪悪感をもたらすような関係性を生むからです」

とくに痩せ姫とその母親とのあいだには、こういう関係性が色濃く見えるような気もします。もっとも、こうした「支配」は父親と息子の関係においても成立します。が、男同士というのは正面からぶつかりあうことでの解決を好むものです。一方、女同士ではそういう形の解決をよしとしないため、対立があいまいになり、ずるずると引きずっていきがちだと、斎藤は指摘します。

そんななか、ありふれた解決策のひとつが自らも母となり、娘を同じように支配してしまうというもの。しかし、痩せ姫にはそういう生き方に疑問を持つ人が多かったりもします。それゆえ、自分の心や体を支配することでまぎらわそうとしたりもするのでしょう。さらには、生理が止まるような痩せ方をすることにより、自分の内にある「母親」を殺そうとしているのかもしれません。

とまあ、メルヘンには痩せ姫が憧れたり、安堵できたりする要素が満載なのです。しかも、

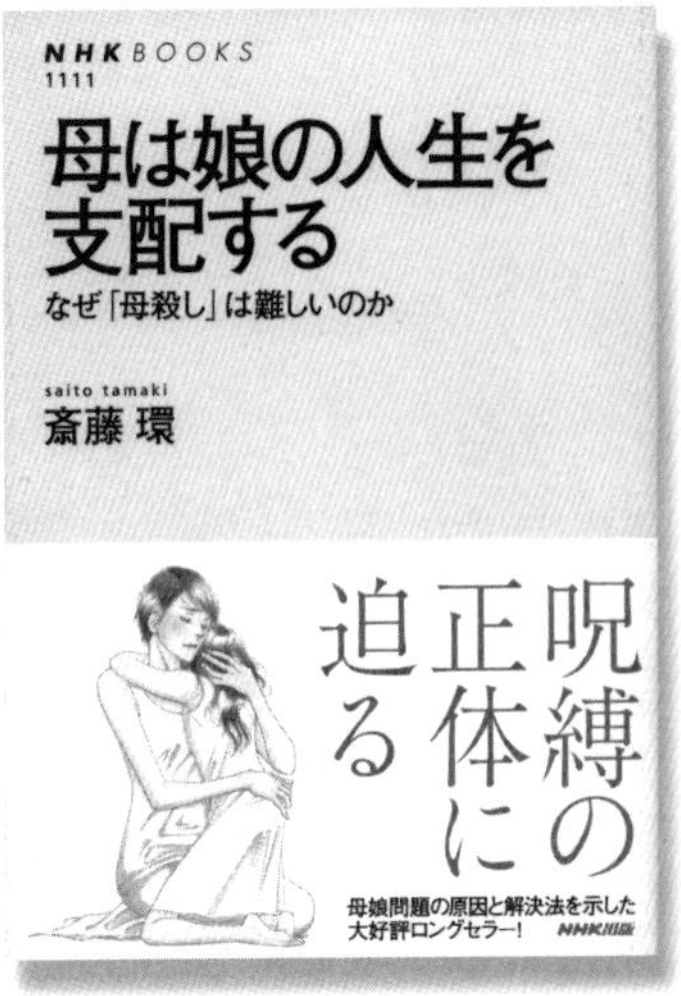

NHK BOOKS
1111
母は娘の人生を支配する
なぜ「母殺し」は難しいのか
saito tamaki
斎藤 環
呪縛の正体に迫る
母娘問題の原因と解決法を示した大好評ロングセラー!
NHK出版

母殺しの問題以外にも、痩せ姫の「究極の女性らしさ」や認知がじつは正常であることなど、注目すべき指摘は多い。

注目すべきはその世界観が今も、ディズニー映画などを通して広まり、高い人気を誇っていること。そのうえ、先進国では生活水準が上がり、昔はお姫さまにしかできなかったような贅沢もたやすく手が届くものになっています。

２０１５年から16年にかけて放送された『Ｇｏ！プリンセスプリキュア』の主題歌は「笑顔は宝石ね　女の子は姫だもん」で始まりますが、いまやすべての女性がお姫さまを夢見て、疑似体験できるといっても過言ではないでしょう。

そんな疑似体験のための格好のアイテムが、ファッション。とくに、「姫系」と呼ばれるリズリサやアクシーズファムといったブランドです。こうしたファッションを好む人が痩せ姫には多く、また似合うという印象があります。

たとえば、毎日のように姫系のコーデ写真をブログにあげている10代後半の痩せ姫がいました。その体型は、１５４センチで30キロ前後。拒食症だという自覚はありますが、痩せすぎだとは感じていません。

ある日、コーデ画像とともにこんな文章を投稿しました。

「店員のお姉さんに〝そのワンピ着れたんですね。あたしが担当したお客様みんな〝かわいい〟って試着しても入った人いなかったですよ〟って言われて、複雑な気分だった。素直に嬉しいのかも。だけど、もっとダイエットしたくなっちゃうじゃんか」

ただ、彼女のなかには生理を再開させたいという気持ちも。にもかかわらず、体重を増やしたくない理由について、こう書きます。

「でも正直、普通に駅とか歩いてて〝あの子ほっそ〟とか話されたり〝モデルさんですか？〟と言われたりするのが嬉しい、とか思ってしまうんですよね」

詩人の伊藤が言う「ちやほや」されることの快感、それがこの痩せ姫には大きかったのでしょう。そして、お姫さまのようにちやほやされたい女性にとって、細くて軽いことはやはり重要です。

その象徴が「お姫さま抱っこ」です。お姫さまのように抱っこしてもらうには、細くて軽いほうが有利ですから。

ただ、よほどの体力差がない限り、ある程度成長した女性を抱っこするのは重いものです。いや、それはおんぶでも同じでしょう。

11年に放送された朝ドラ『おひさま』で井上真央が高良健吾におんぶされるシーンがありました。そのとき、井上が「重くてごめんね」と謝ると「いや、30キロ以上の人は基本的に重いですから」と言われたそうです（註4）。高良にしてみれば「軽い」と嘘をつくよりいいと考えての慰めだったのでしょうが、ここにはひとつの真実も示されています。

それは、ある程度成長した女性なら「30キロ以上」はあるから、重くて当たり前だということ。しかし、痩せ姫には30キロ以下になる人も珍しくありません。つまり、軽々とおんぶや抱っこをしてもらえる体型を具現化してしまえるわけです。

そんな「リアルお姫さま」ともいうべき痩せ姫のなかには、家族や友達から「姫」というあだ名で呼ばれる人もいます。あだ名というのはその人のイメージから生まれたり、逆にその人のキャラクターを作るものでもあります。とくに、幼少期に「姫」と呼ばれ続けていれば、姫系のキャラに育っていくのも自然な流れです。

しかし、すでに見たシシィやダイアナがそうだったように、姫とはさまざまなものを期待され、演じなくてはならない存在です。そのためには、芝居でいうところの「役作り」のような努力も不可欠で、そんな生き方はプレッシャーやストレスを強めてしまいます。

普通の家庭に生まれ育った女性が、身も心も「姫」のようでありたいと願えば、そこには当然、無理が生じ、心身のバランスを崩すことにもつながるのでしょう。

誰もがお姫さまを夢見ることができる世の中は、誰もが痩せ姫になりうる世の中でもあるのです。

註1 『ユリイカ』2011年11月臨時増刊号(青土社)
註2 『あかるく拒食 ゲンキに過食 リターンズ』伊藤比呂美/斎藤学(平凡社)
註3 『母は娘の人生を支配する――なぜ「母殺し」は難しいのか』斎藤環(NHKブックス)
註4 『あさイチ』2011年9月9日放送(NHK総合)

天使の食べもの

痩せ姫はまた、お姫さま以上に現実離れした存在もイメージさせます。たとえば「妖精」です。

ある米国の医師はバレリーナやその予備軍のダイエットに警鐘を鳴らす本（註1）のなかで「妖精との競いあい」という表現をしました。どんな体型の人間も「空気の精にはかなわない」として、

「体重への偏見に、非現実な期待が加わったとき、結果はぶきみにゆがんだものになる」

と、説いています。

そして、もうひとつ、個人的には「妖精」以上に痩せ姫と似ているように思われる存在が「天使」です。

そういえば昔、148センチ23キロの痩せ姫と真夏の暑い日に会ったことがありました。当時、女子大生だった彼女は普通に手足を露出するタイプで、その日も夏らしい装い。トップスは、透け素材の白い二分袖ブラウスです。後ろから見ると、肩胛骨がくっきり浮き出しているのがよくわかり、その美しさに見とれたものです。それはあたかも「天使の羽」でした。

じつは、痩せ姫はどこか天使的である、という見方も存在するのです。彼女たちは現実との

折り合いがうまくつけられず、その結果、食や体型をコントロールすることでせめてもの満足を得ようとしたりしますが、そこには無垢で善良であろうとする願望が秘められていることも珍しくありません。

実際『天使になりたかった少女』（キム・アンティオー）（註2）という小説のヒロインもそうでした。自分自身の問題はもとより、戦争、エイズといった社会問題にも胸を痛める彼女は食欲をなくし、そのうち「肩胛骨の小さなでっぱり」を天使の羽が生えてくる兆しだと思い込んで、食べないことを正当化し始めます。その帯には、こんな言葉が。

「天使はものを食べたりしない／だから、あたしは／食べることを一切しなくなった／もうすぐ肩から羽が生えてきて、／悲しみや苦しみはすべて消えるはず」

しかし、この試みは周囲から否定されてしまいます。病気と見なされ、摂食障害の治療センターに入れられることに。この小説についての話ではありませんが、かつて拒食症を天使と結びつけて論じた富島美子はこう言いました。

「天使は食欲など持たない存在なのだが、生きている天使たちの場合は節食ぐらいで妥協しなければならない」（註3）

しかも、それすら自由にはやらせてもらえないのです。

ただ、食べないことや痩せていることが「天使」のイメージに近いことは、多くの人が認めるところでしょう。そのあたりを巧みに活用したのが、ドストエフスキーです。

この文豪は、多くの小説に痩せたヒロインを登場させました。なかでも、天使的な役回りという意味で代表的なのが『罪と罰』（註4）のソーニャ。その容姿はこういうものです。

「痩せがたの、というより、ひどく痩せこけた青白い小さな顔は、あまり整ってはいず、妙にぎすぎすととがった感じだった。鼻も顎も、小さくとがっていた。とても美人とはいえない顔だった。そのかわり彼女の空色の目は実に美しく澄んでいて、それが生気をおびると、顔の表情が実にやさしく無邪気になって、思わず見とれずにいられないほどだった」

また「十八歳だというのに、彼女は年よりもずっと若く、まだほんの少女のように、いや、

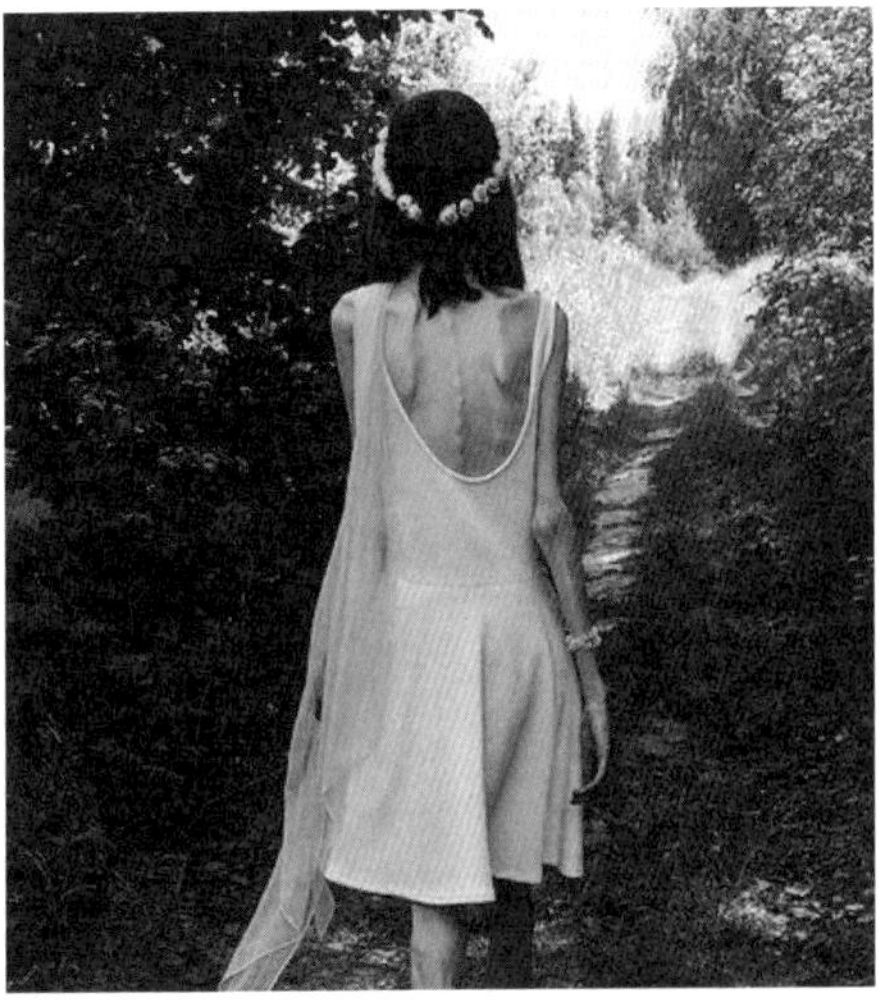

インターネット上で見つけた海外の痩せ姫画像。肩胛骨が天使の羽なら、この髪飾りは天使の輪だろうか。

ほとんど子どものように見え」ともあります。さらにいえば、彼女は貧しい娼婦。そんなちっぽけな存在が、正義のためなら殺人も許されるとする主人公ラスコーリニコフを改心させる、というのがこの小説の肝といえます。

なぜ、彼女はそういうことができたのか。『ドストエフスキーの天使たち』(註5)の著者・高橋康雄はこう書きます。

「不幸を知りつくした人間は人の痛みや傷を察知する力にめぐまれている」

何やら宗教的な話になってきましたが……。天使というもの自体、宗教的存在ですし、イスラム教の断食や仏教の即身仏が示すように、宗教には食べないことや痩せることが密接に絡んでいます。

そんな図式を象徴するのが、14世紀イタリアのキリスト教徒カテリーナ。極端に少食だった彼女は、極端な過活動で教会改革に奔走し、それに失敗すると、食を拒みきって33歳の生涯を終えました。

その一方で、生前「天使の食べもの」への憧れも語っています。じつは皇妃エリーザベトのところで引用した『天使の食べものを求めて――拒食症へのラカン的アプローチ』という本のタイトル(邦題)は、カテリーナの言葉に由来するもの。彼女いわく、それはこの世の食べものではなく、あの世でしか得られない神の愛のことでした。彼女は体の栄養については要らないかわり、魂の栄養を求めたのです。

その姿は、現代の痩せ姫たちにも重なります。彼女たちもまた、本当に欲しいのは「食べもの」ではなく「愛情」なのでは、と。ただし、カテリーナのように食を拒みきれば死んでしまいますから、そうならないよう、現実の食べもののなかから「天使の食べもの」を探そうとしているようにも見えるのです。

たとえば、アイスクリーム。痩せ姫には人気のある食べものです。皇妃エリーザベトも、暗殺される前日にアイスクリームを食べていました。こうした人気について、SNS上で理由を分析した文章を見つけ、ブログで断片的に引用したことがあります。

「甘くて、冷たくて、可愛くて」「からだのなかでスッと溶けて、そのままなくなってしまう感じ」「いやなにおいも残らない」

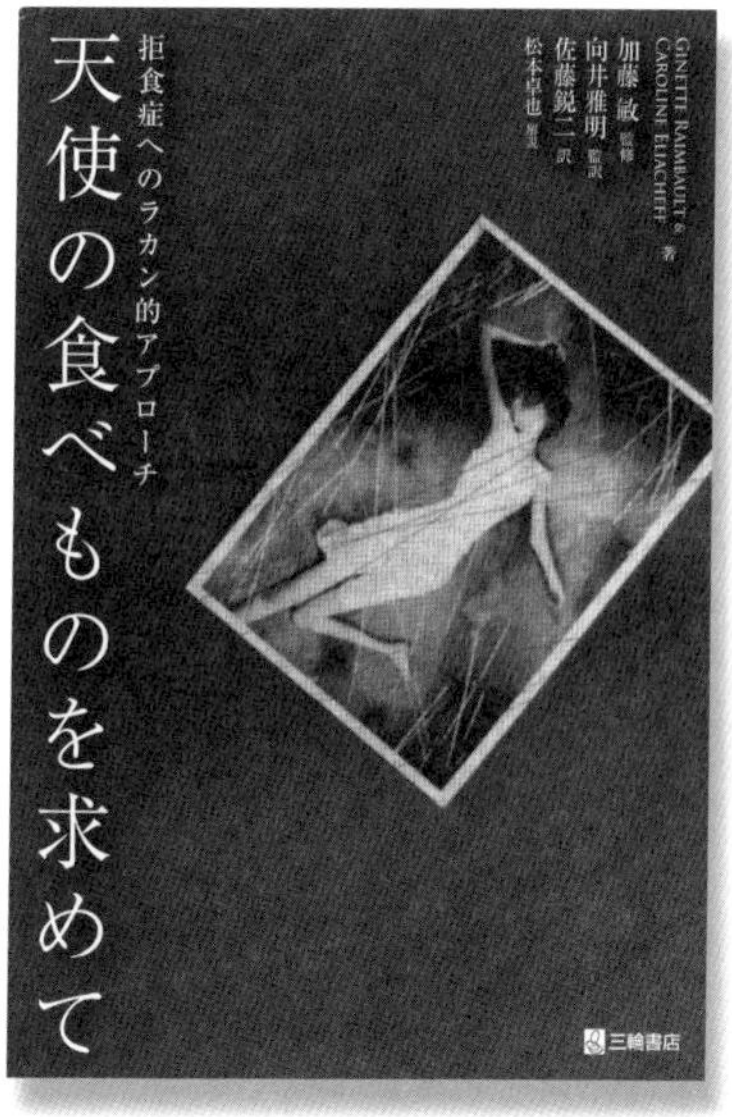

シシィのほか、シモーヌ・ヴェイユ、聖女カテリーナ、ギリシャ神話のアンティゴネーの生と死が論じられている。

そして、この女性は天使的な痩せ姫の条件にも言及しています。

「かみさまに羽をもらうためには、より軽い女の子でなければいけない」「30キロ以下、20キロ台前半あたりの、それがかみさまに気にかけてもらえる領域」

たしかに、天使は身軽でふわふわとした存在。冒頭で紹介した23キロの痩せ姫も、こう言っていました。

「体力がなくて困るけど、それでもいいの、身軽なら」

身軽でふわふわとした存在になることで、現実の重苦しさから逃れられる、そういう気持ちだったのかもしれません。

そういえば、彼女もアイスクリームが大好きでした。その日もおすすめだという店に案内され、一緒に食べたものです。そのときの楽しそうな顔は、後姿の「天使の羽」とともに今も心に焼きついています。

註1　『〝妖精（シルフ）〟との競いあい――パーフェクト・ダンスボディ』L・M・ヴィンセント（大修館書店）
註2　『天使になりたかった少女』キム・アンティオー（主婦の友社）
註3　『夜想26　特集少女』（ペヨトル工房）
註4　『罪と罰（上・中・下）』ドストエフスキー（ワイド版岩波文庫）
註5　『ドストエフスキーの天使たち』高橋康雄（大和書房）

「心のモルヒネがあれば……」

交流のあった痩せ姫のなかには、自ら命を絶った人もいます。

自殺は低カリウム血症などの合併症とともに、摂食障害の死因としてはメジャーなものですし、彼女たちの痩せ願望には「消えたい」という願望が秘められていることも多いので、それ自体はとくに驚くことではないのでしょう。

しかし、消えたいと願うことと実際にそれを遂行できることとのあいだには大きなハードルが存在するように感じます。つまり、自殺した痩せ姫にはやはり、そのハードルを越えてしまうだけの深刻な何かがあったのではと。そのことを強く確信させたのが、Aさんという30代前半で亡くなった人でした。

彼女は三度目の自殺未遂のあと、ブログにこんな思いを綴ります。

「入院中は、生きてることに、感謝してました。しかし。1ヶ月経って、やっぱり死にたい消えたいは、健在っす。あのまま、逝けてたら。思ったらいけないけど、正直、助けて欲しくなかった。医療者は、命を救うのが仕事。でも、安楽死制度があっても、いいんじゃないかと思う今日この頃。苦しみながら日々を過ごしてる人、想像以上にいると思うんだ。心のモルヒネがあればなあ。心、痛い」

そんな彼女も、医療関係者でした。じつはこの業界にも痩せ姫は少なくなく、強迫的で頑張り屋な性格的特徴はある意味、そのような仕事に向いています。が、うまく制御できなければ、両刃の剣ということに。彼女はまさにそんなタイプで、不眠や帯状疱疹《たいじょうほうしん》など、ストレスが原因となるさまざまな症状を抱えていました。

その最たるものが、制限型の拒食症です。痩せ方自体はBMIが13くらいで、そんなに極端なレベルではなかったものの、医師からは重度なものと診断されていました。

というのも、原因が原因だったからです。

彼女は当初、そこに気づかず、別の自己分析をしていました。それは、母子家庭のひとりっ子ゆえ「共依存」的だった親との関係が高校時代、母のガン発症で「母子逆転」という状態に変わり、そのまま死別、そのことにより「小さくなったらまたお母さんの子供になって甘えられる」という幻想が肥大して衝き動かされたもの、という考え方でした。

しかし、彼女はカウンセリングを受けるうち、医師からもっと大きな原因を掘り起こされ、指摘されます。本人が無意識に「忘れた」「なかったことにした」出来事でした。失感情症でもあった彼女は、こう書きます。

「人間は、いやな、衝撃の強すぎるものを、心を守るために記憶から消すことをする。小さな子供でも、知らないうちに、しているらしい」

では、彼女が「心を守るために記憶から消す」ようにしていたのが何かというと――。それは「性的虐待」です。彼女は5歳のときから数年、叔父による性的な嫌がらせを受けていたのです。

じつはレイプや痴漢などをされるという経験は摂食障害の原因になりやすく、ある10代後半の痩せ姫は痴漢に遭ったあと、制限型の拒食を発症しました。ある程度体重が減った段階で、彼女はこうつぶやきます。

「男の人が興味を感じないような、気持ち悪い体になれたかな」

もともと、アイドルを目指していたくらいなので、以前は性的な対象になることを拒否していたわけではないのですが、彼女はこのトラウマにより、20キロ台にまで痩せ、何年間も葛藤を続けていきます。

赤の他人による被害ですらこういうことになるのですから、相手が近親者で、しかも幼い頃の経験だとしたらなおさらでしょう。個人的な印象としても、こうした幼少期性的虐待が背景にある摂食障害は重症化しやすい気がします。

そこで、Aさんの話を少し離れ、別の事例を見てみましょう。第一章の下剤濫用のところでも触れた英国の元・痩せ姫によるノンフィクション『もっと痩せたい！　からだを憎みつづけた私の13年間の記録』には、冒頭にこんな描写が出てきます。

「おじいちゃんが初めて私に手を出したのは、九歳のとき。（略）〃愛しているよ。本当に愛しているよ〃と耳元でささやきながら、しみだらけの年寄りの手を、二匹の毒グモのように私のからだに這わせた。陽当たりのいい明るい台所で身じろぎもできずにいる私の胸は不快感でいっぱいになり、天真爛漫な少女の心はどこかへ消え去った」

祖父による性的虐待は習慣化し、彼女の心身をさいなんでいきます。

「窓ぎわのベッドにうずくまって涙にくれながら、どうか私をお召し下さいと神様に祈った。（略）自分はきっとひどい罪を犯したのだろうと思ったから」

また、祖父がその行為と引き換えに、チョコレートバーをくれていたことから、

「以前にも増して頻繁に頭痛に襲われるようになり、さらに、食べることが苦痛になり始めた。ものを口に入れると何か悪いことが起きる――どうしてもそう思えてしまうのだ」

やがて、彼女は本格的に発症。食べないことを正当化でき、自罰としての意味もあるダイエットや拒食は、うってつけのものでした。

さらにいえば、脳において、食を司る中枢と性を司るそれとはごく近い場所に位置するのだそう。とくに、男性の性欲中枢が摂食中枢と隣接しているのに対し、女性のそれは満腹中枢と隣接しているようです。そのため、男性が空腹時に性欲を感じやすいのに比べ、女性は満腹時に性欲が高まりがちだという説もあります。つまり、食べないことで性欲から離れられるという見方も成立するわけです。

とはいえ、痩せすぎた彼女は病気の診断を受け、原因を探っていくなかで性的虐待のことも友人に知られてしまいます。が、彼女は、

「誰にも言うわけにはいかない。家族がめちゃめちゃになってしまうもの」

と、なるべく秘密にしようとするのです。

その後、成人して、小康状態のときに結婚。しかし、それを機に症状がぶり返します。そん

ななか、新聞でキャラライン という女性の存在を知りました。１５０センチで22キロ、ウエスト28センチという痩せ姫です。

キャラライン に関する「それでもまだ自分は太りすぎている、場所を取りすぎていると感じている」という説明に、彼女は「私だけじゃなかったんだ」という気持ちになります。

「私と同じで、キャラライン も性的虐待を受けた経験がある。私と同じで、自分のことを汚れた人間、醜い人間と思いながらずっと生きてきた。そして、本当は自分には生きている資格などないのだと感じている」

ただし、キャラライン に被害を加えたのは実父でした。また、実母からも虐待されるなど、

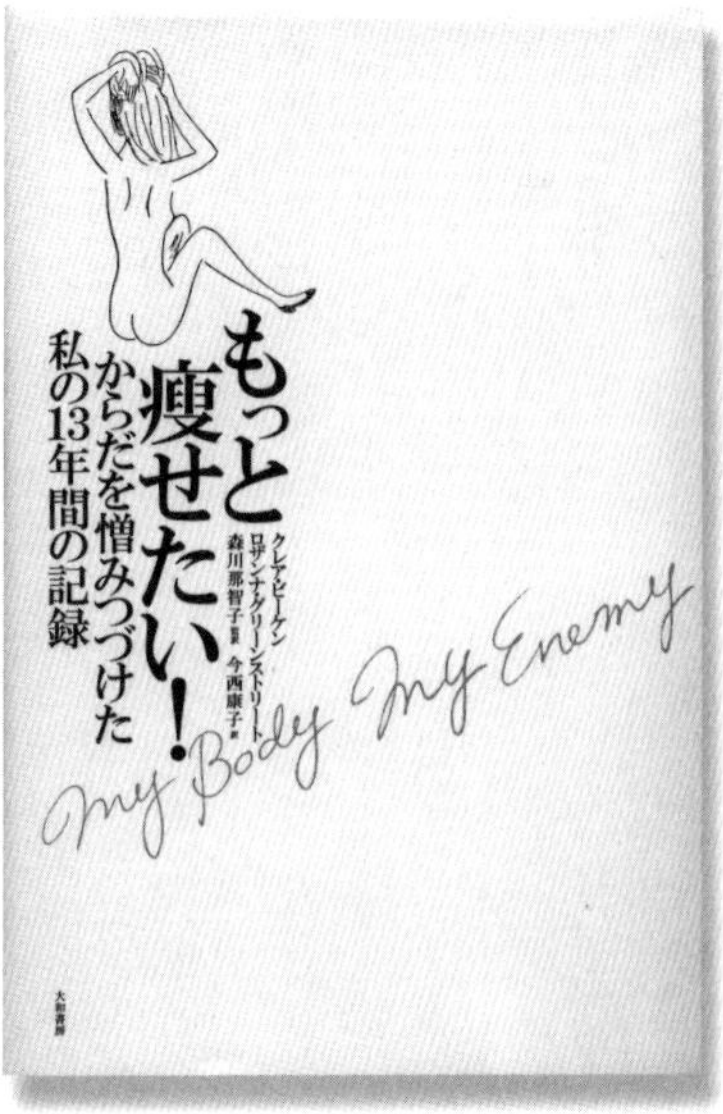

あとがきによれば、著者は回復したものの離婚。それも含め、痩せ姫のさまざまなつらさが浮き彫りにされている。

その生育過程は惨憺《さんたん》たるものです。その結果、自分の意思でできる唯一のものとして拒食にのめりこみ、自分のつらさを代弁してくれる痩せた体を手放せなくなるわけです。

ふたりは仲良くなり、主人公は回復への足がかりを得ました。しかし、キャララインはまもなく衰弱死してしまいます。

では、話をAさんに戻しましょう。じつは彼女にも、最初の入院時に知り合った痩せ姫の友人たちがいました。が、そのうちひとりは自殺。その直前に出していたSOSへの対応について、彼女は自責の念にさいなまれます。

「〝その子の分まで生きないとね。幸せにならないとね〟。この話をした人には、たいてい言われます。そんな、簡単な、きれいごとじゃあ、だめなんだよ」

しかも、後を追うように試みた前述の自殺が失敗したことで「二度も裏切ってしまった」と、煩悶するのです。

とはいえ、その気持ちには生きづらさから永遠に逃れられたことへの羨望も混じっているようでした。「心の病気ではなかなか死ねない」とも言っていた彼女にとっては、自殺くらいしかその方法はなく、友人はそれを成功させたのですから。

そんなAさんと同じテレビ番組を見て、泣いたことがあります。難病モノのドキュメントで、卵巣ガンになった子供が治療して、母になる話でした。ブログに「もう、脱水症状になりそうなくらい涙しながら」という言葉を見つけ、感想を伝え合った記憶があります。

ただ、その涙はもっと苦くはるかに深いものだったのでしょう。彼女には長くつきあっている婚約者がいたため、こんな思いにいたります。

「今まで適当に考えていたけど、中途半端に付き合っていては相方が被害者だ。年齢的にも、婚約なんてしておかないで全て解放してあげないと。ぼろぼろなからだなんて、めちゃくちゃな心の持ち主なんて『将来』といった言葉にあかるさなんてない」

そして、こうつぶやきます。

「閉鎖に入院して初めて言われた〝摂食の一番の根っこ〟。父親いなく、叔父に性的嫌がらせを受けてきていて、三大欲求の1つが完全に欠陥している。一生摂食は治らないし、無理に治すとやっととれてるバランス崩れて壊れてしまう。折り合いつけていきなさい」

この半年後——。

彼女は1ヶ月ぶりにブログを更新しました。その記事は「二年以上ぶりの」と題され「行動しました」で始まります。そのなかには、幼少期性的虐待をめぐるこんな一節が。

「先生曰く、許されない事、人生壊して、とぼけるんですよ、〝かわいかったから〟。みんながそう言う。五歳児が、どんなに悩んだか、誰にも言わない。言ってはダメとの約束をずっと守って、失感情症になって当たり前」

その医師は、こんな指摘もしたそうです。

「気持ちが弱いとかその問題ではない。その環境で、おかしくならない人がいると思う？　いないよ、普通に考えて。あなたが悪いということ以前の問題、養育期が、かなりのものを抱えているんだ、あなたは他にももっと辛い境遇の人いるし、だから頑張るとかいつものパターンで言ってるけど、もっと悲惨なという患者さんは、いません！！！」

しかし、彼女は、医師がこうして「味方」になってくれたことに「それで十分です」としたうえで、

「もう、これ以上、話して傷ついたり、責められたり、味方がいなくなるのは怖すぎる」

と、書かずにいられません。そのブログは、

「これが最後になると思います。ありがとうございました」

というあいさつで閉じられました。

そのまま亡くなったことを知ったのは、たしか翌日。それ以前に一時、交流のあった痩せ姫からのメッセージによって、です。その人はAさんが入院中に知り合った友人のひとりで、彼女の母親からメールで伝えられたとのことでした。

ネット上に残されたままのブログ、そのプロフィールの一問一答欄には「ひとつだけ願いが叶うとしたら？」という設問があり、Aさんはそこに「自殺既遂」と回答しています。

命よりも大事なもの

ここでちょっと、摂食障害とは違うかたちの生と死についての話をします。

今では当たり前のように使われる「激痩せ」という言葉。しかし、その歴史は意外と浅く

『広辞苑』のような辞書にもまだ掲載されてはいません。1980年代あたりから、激しく痩せた（痩せている）有名人を指す言葉としてマスコミが頻繁に使うようになり、世間にも広まりました。

そんな有名人の激痩せの例として、記憶に新しいのが川島なお美です。

ここ10年くらいはずっと、158センチ42キロという細身の体型でしたが、15年9月、記者会見に登場した彼女はさらに痩せ、体重は30キロ台前半なのではといわれました。にもかかわらず、露出の目立つドレスを着ていたことで、マスコミも世間も驚きの反応を示します。

その多くは、前年1月に手術を受けた胆管ガンの進行を危惧するものでした。ただ、拒食症

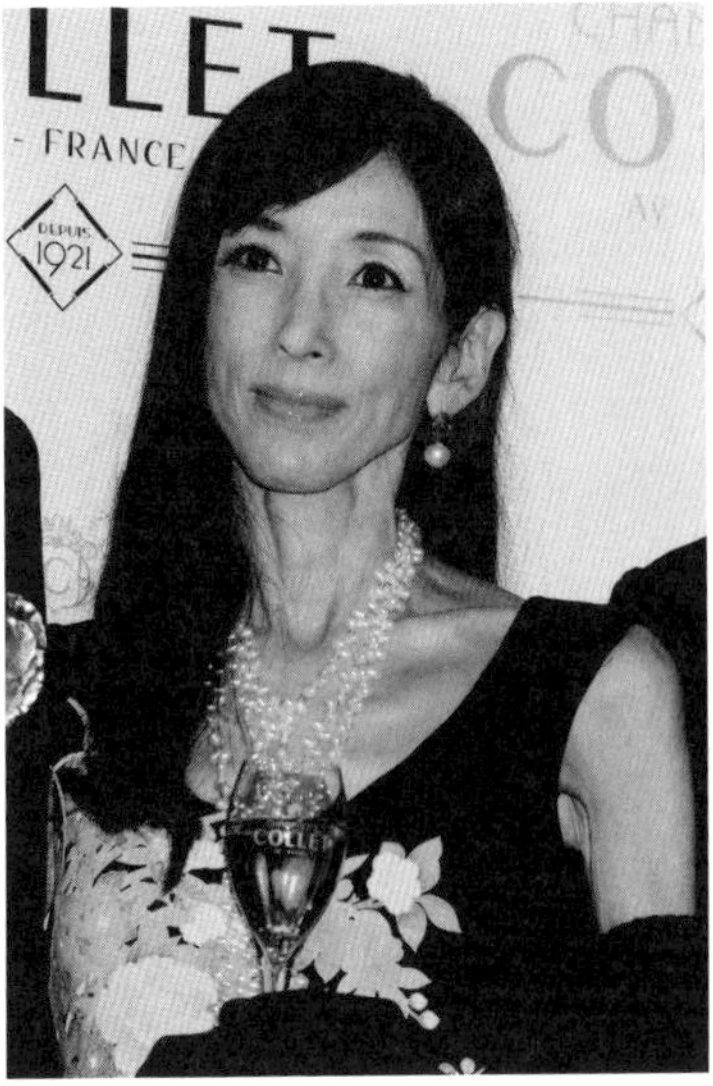

記者会見が行なわれたイベントでの姿。ブログにも「激やせとか言われちゃうんだろうな」と書いていた。

を疑う見方も出て、一部からはこんな声も囁かれることに。

「病的で、見るに耐えない」「手足は隠すか、公の場に出ることを控えるべき」

ところが――。これとは逆の反応を示した人たちがいます。たとえば、ミクシィの「骨皮筋子」というコミュニティでは、こんな書き込みが。

「このくらい綺麗に痩せたら羨ましいです」「細くなる秘訣を教えてほしい」

そう、痩せ姫たちのなかには、彼女の激痩せに憧れを抱く人もいたのです。

実際、その姿には美しかった人が病的に痩せることで生じる「萎《しお》れの美」というものがありました。世阿弥は『花伝書』においてそれを「花の盛り」以上のものだと見なしていましたし、紫式部も『源氏物語』のなかで、晩年の痩せ細った紫の上について、このうえない美しさだと絶賛しています。

さらにいえば、その姿にはどこか鬼気迫ったものも感じられました。その正体は、ほどなくして判明します。会見から9日後に舞台を降板した彼女は、その1週間後に死去。女優という誇りと生きがいのために、まさしく身を削りながら、最期のときを闘っていたのです。

そんな彼女の闘病生活も、あくまで「女優業」を優先したものでした。舞台のスケジュールが入っていたため、手術の日程を何ヶ月も引き伸ばし、髪が抜けるなどの副作用を避けるために、抗ガン剤治療を徹底拒否。その頑《かたく》なな姿勢が死期を早めたのでは、という指摘もされていますが……。

彼女は自らの選択について、こう説明したといいます。

「ミュージカルの舞台に立つ自分にとって体は楽器。それに傷をつけてしまうとうまく鳴らなくなる」（註1）

ここで思い出すのが、別の有名人の闘病ぶりです。喉頭ガンが再発し、声帯摘出を行なったつんく♂。歌手の命ともいうべき「声」を失うことで生きながらえようとする姿勢は「苦渋の選択」と評されました。

しかし、インターネットではこんな意見も目にしたものです。

「それ以外の、どんな選択があるんだよ」

つまり、何より大切なのは命だから、声帯摘出こそ唯一の選択だとの主張です。このとき、違和感を覚えるとともに、この発言者のことが少し気の毒になりました。

命より大事だと思えるようなものが、この人にはないのだろうな、と。

ちなみに、つんく♂は決断の理由に「家族」を挙げていました。妻や子と長く一緒にいたいから、ということです。また、彼は作詞や作曲の能力もあります。逆にもし、彼が独身で、作詞・作曲の能力を持っていなかったなら、たとえ死期を早めることになっても、自分の喉《のど》で歌い続けるという選択をしていたかもしれません。

話を、川島に戻します。彼女の激痩せはもっぱらガンによるものでしたが、もともと細身志向だったことも無関係ではないでしょう。というのも、20歳前後ではややふっくらとしていた時期もありましたし、ドラマ『失楽園』に出た頃はもう少し肉感的でした。

158センチ42キロというのは、彼女が自身の美を追求するなかで理想のものとして磨き上げた体型。仮に闘病のため、もっと太ることを勧められても応じることはなかったでしょうし、細身であることは女優としても女性にとっても、重要な意味を持っていたと思われます。あの会見でのドレス姿にしても、激痩せではなく「激太り」だったなら、隠そうとしたのではという気がするのです。

激太りよりは、激痩せのほうがマシ。そう考える現代女性は少なくないですし、彼女の最期はそんな感覚を体現するものでもありました。しかも、健康至上主義ともいうべき世の中で、命よりも大事だと思えるものを見つけ、死の直前まで打ち込むことができたのです。54歳という惜しまれる若さだったことも含め、幸せな人生だったといえるでしょう。

痩せ姫には、命より大事なものをめぐって葛藤している人が多い印象です。そういう人にとっての幸せとは、健康で長生きすることより、命より大事なものを見つけて死ぬまで打ち込めることなのかもしれません。

註1 『文藝春秋』2015年11月号（文藝春秋）

生理が敵となる世界

女優やモデルが美のためにときに身を削るようなことをするように、別の目的でそうする一群もいます。体操やフィギュアスケート、マラソンといったスポーツに取り組む女性たちです。日本では数年前に、フィギュアの鈴木明子が拒食症から復活を遂げ、話題になりました。最も痩せたときの体重は、32キロ（身長160センチ）。また、同じくフィギュアでは、ロシア

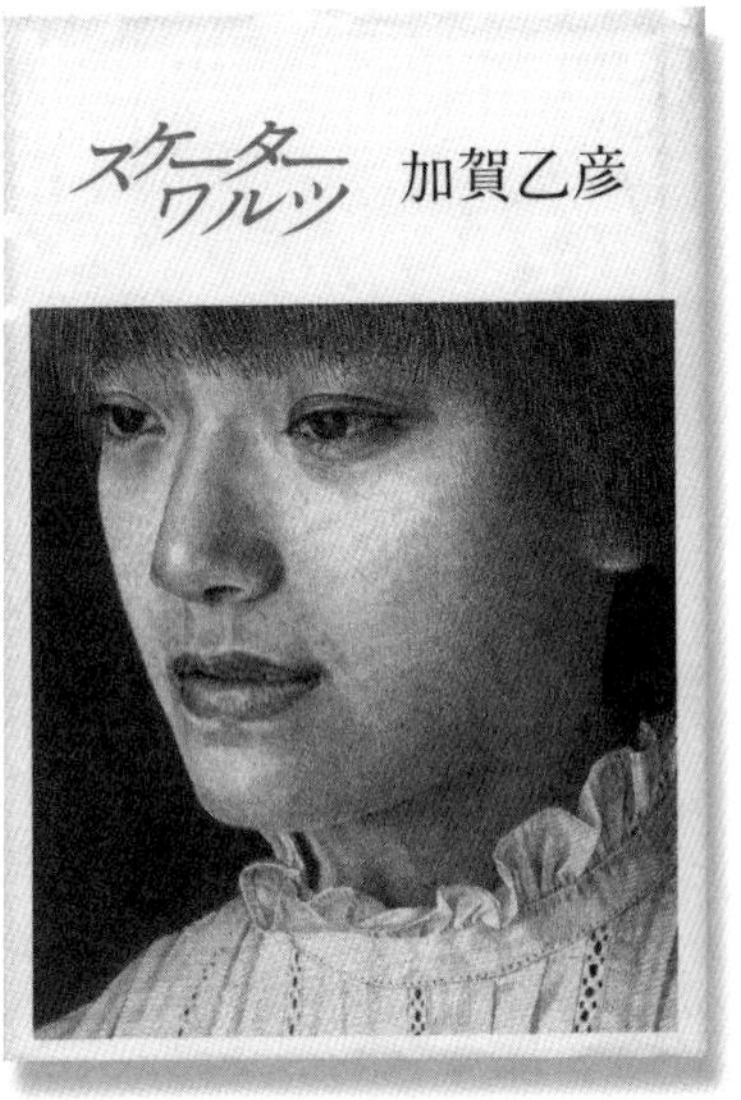

『スケーターワルツ』加賀乙彦……ヒロインはフィギュア選手。身長158センチで体重27キロまで痩せる。鈴木明子は高校時代に読んだという。

のユリア・アンチポワが25キロ（身長157センチ）まで痩せ、体重は回復したと伝えられるものの、今なお本格復帰はしていないようです。

さらには、米国の体操選手クリスティ・ヘンリッチのように、拒食症による多臓器不全のため、22歳で亡くなった人も。死亡直前の体重は22・7キロ（身長150センチ）でした。『魂まで奪われた少女たち』（ジョーン・ライアン）（註1）という本には、彼女が闘病中に語ったこんな言葉が出てきます。

「食べなくてはいけないのは分かっています。栄養を取らなくてはならないのは分かっている。生きなければならないことも。でも、わたしにとって食べ物は、毒みたいなものなの」

彼女がそういう状態に陥ったのは、幼稚園に入る前から取り組んできた体操がきっかけでした。もともと、体重管理には厳しい世界ですし、そのダイエットは15歳のとき、審判員からこう言われたことで一気にエスカレートします。

「体重を減らさなければ、オリンピックチームには絶対に入れない」

当時、体重は41キロ弱。3年後には、ここから5キロ痩せることになります。その過程で、世界選手権4位という好成績もあげましたが、自らの意志で引退。とはいえ、その時点では摂食障害であることを認めず「周囲の言いなりになって」生きることに「もう耐えられない」からだとしていました。

しかし、その4年後に亡くなったことで、女子体操のあり方を見直そうという機運も高まります。高度な技を優先するあまり、軽く小さく痩せた体型を求めすぎているのではと。そこで槍玉にあげられたのが、ルーマニアでナディア・コマネチを金メダリストに育てあげ、女子体操に軽量化革命をもたらしたベラ・カローリー（カーロイ・ベーラ）でした。彼が亡命して、米国にもその選手育成システムを持ち込んだことが、クリスティのような状況を招いてしまったというわけです。

もっとも、彼はこう反論しています。

「ところで、どんどん深みにはまってあんな悲惨なことになっていった当時、彼女は体操とはほとんど無縁だったんだ。もっぱら彼女自身と家族の……だったんだ。（略）こういった子どもたちの人間としての悲劇の真の責任者は親なんだ。ママにパパ、それに家族なんだよ。子どもを食わせているのは親だろ。たしかにコーチは太りすぎについて、あれこれ言うさ。しかし、それは当たり前のことで、どのスポーツでも問題にはならない」

実際、女子体操選手がすべて摂食障害になるわけではないですし、まして死亡例などほんの一部です。また、ナショナルチームのトレーナーはこんな比較をしています。現場では、男性の体操関係者が女子選手の尻の贅肉をからかうようなこともよくあるものの、

「メアリ・ルー・レットンはそれを笑い飛ばしていた。クリスティは笑い飛ばせなかった。あの子は奮起した。悲劇としか言いようがないですよ」

ちなみに、レットンもカローリーが育てた金メダリスト。つまり、選手にはそれぞれ性格の違いがあり、悲劇につながるかどうかはそれしだいというわけです。

では、クリスティの性格がどんなものだったかというと――。母親はこう評しています。

「娘は、自分はダメ人間だと思っています。ずっとダメ人間だったと思っているのです。あの子は、自分を愛する、自分が好きになる術を身につけていないのですよ」

もちろん、五輪を期待されるような選手が「ダメ人間」ということはないでしょう。彼女は子供時代から「ET（エクストラ・タフ）」というあだ名をつけられるほど、猛烈な頑張り屋。さらに完璧主義者でもあり、学業成績も全優（オール5）でした。

皮肉なのは、こうした性格が両刃の剣だということです。それは優れたアスリートの資質であると同時に、摂食障害者の資質でもあるわけですから。あるいは、成功できるか悲劇に終わるかというのはコインの裏表みたいなものかもしれません。どちらに出るかは、投げてみないとわからないのです。

たとえば、マラソンの有森裕子は現役時代、ゴール後に彼女を抱きしめた母親が「こんなに痩せていないとダメなら、もう走るのはやめてほしい」と嘆くほど、体を絞り込んでいました。ランナーとしても努力型で、粘り強く挑戦し続けたことが五輪での連続メダルにつながり、

「初めて自分で自分をほめたいと思います」

という名言を生むわけです。が、その過程で挫折し、摂食障害になって、違う人生を歩んでいた可能性も否定はできないでしょう。

こうした成功にしても、クリスティのような悲劇にしても、スポーツの世界ではその振り幅がより激しい気がします。そこには、女性がスポーツを極めようとすること自体、かなり無理のあることだということも関係しているようです。

『スポーツ選手の摂食障害』（NATA編）（註2）には、原始以来の男女による役割分担がスポーツへの向き不向きにつながっているとの指摘があります。すなわち、男性は外に出て「狩り」を、女性は中にいて「蓄え」を、それぞれ担ってきたのだと。そして、スポーツはもともと「狩り」が好きな男性向きに生まれたものだから「蓄え」が得意な女性には合わないというわけです。

そのあたりを象徴するのが「生理」の存在です。女性が体脂肪を減らしすぎたり、激しい運動をしすぎると、停止するようになっていて、男性にはもちろん、そういうことはありません。

そこで思い出されるのが、自著『ドキュメント摂食障害』である婦人科医を取材したときの

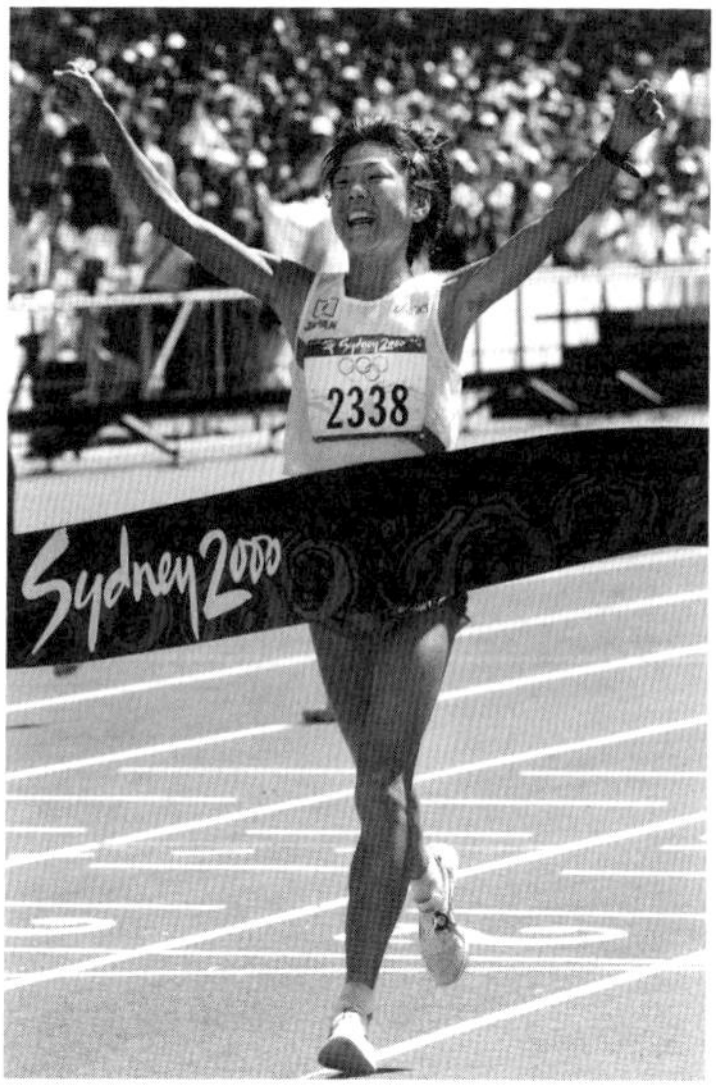

高橋尚子は身長163センチで体重46キロ（現役時）。二の腕がつかめることを体が絞られているバロメーターにしていた。

ことです。五輪選手団のチームドクターも務めたこの人は、一部競技の女子アスリートが身を削るかのようにして目指す体型について「本来、ふくよかで、正常に生理があって、という女性の機能を殺している」ものとしながらも、こう言いました。

「でも、うがった見方をすれば、激しいトレーニングをしている体は妊娠には向かないわけですね。防御本能として生理機能を切り捨てているともいえる。運動をするための合目的性として、月経がなくなるわけですよ。もっとも、それは女性であることの根本原則には反しているんですが」

これには正直、目からウロコが落ちました。生物として、女性としての原則には反していても、人間として、アスリートとしての目的には合っているわけですから。生理がむしろ「敵」となる世界も存在するのです。

註1　『魂まで奪われた少女たち――女子体操とフィギュアスケートの真実』ジョーン・ライアン（時事通信社）

註2　『スポーツ選手の摂食障害』NATA（全米アスレチックトレーナー協会）編（大修館書店）

折れる体と折れない心

実際、交流のある痩せ姫がこんな話をしてくれたことがあります。高校時代、生理がない生徒たちが保健室に呼び出された際、全国レベルで活躍する運動部員が一緒だったというのです。「ともすれば中学生で通りそうな容姿の彼女は〝生理があると体調や気分が安定しなくて練習にも差し支えるので、いりません。以上です。失礼します〟と、颯爽《さっそう》と去っていきました」

また、別の痩せ姫は中学時代、陸上部で駅伝をやっていて、150センチ31キロくらいのときがいちばん調子がよかったと振り返ります。

「軽ければ軽いほど速く走れるんです、とくに女子は」

というのが、彼女の実感。極論とはいえ、これはフィギュアのジャンプや体操の宙返りなどにも当てはまることでしょう。

そのため、指導者は痩せることを奨励しがちですし、吐くことを勧めることもあるといいます。また、無月経や月経不順を調子のよさやトレーニングがしっかりできていることのバロメーターにする感覚もあるようです。

しかし、生理がないからといって、競技に有利だとは限りません。骨の新陳代謝に必要なホルモンが分泌されにくくなり、疲労骨折が起きやすくなるのです。

女子マラソンの草分け的存在である増田明美も、こんな回想をしています。

「私も10代のときに、約2年半、無月経のときがあったんですね。でもそれはもう、当然だと思って練習を続けていたんです。そうしましたら、競技生活の後半のほうでは、足に痛みがあることがすごく多くなりましてね、引退した直後に検査をしたら、足に7箇所も疲労骨折があったんですね。それで、65歳の女性の骨密度、骨密度がそのくらいの量だっていうことを言われて、すごくショックを受けたんです」

この発言は、14年に放送された『クローズアップ現代』（註1）でのもの。10代の女子選手の無月経や疲労骨折をテーマにした内容で、彼女はこう続けました。

「でもそれはもう20年も30年も前のことですからね、私のときっていうのは、月経があるようでは、まだまだ練習が足りないっていう、その時代で、今はもっともっとスポーツ医学が発展しているから、こんなことないだろうと思っていたのに、今のVTR見ましたら、なんにも変わっていないということにショックを受けました」

たしかに最近、日本産科婦人科学会が国立スポーツ科学センターと共同で行なった調査結果でも、それは裏付けられています。女子大生を中心とする、陸上の中・長距離や体操、新体操のアスリートのうち、無月経の人の割合は一般の女子大生に比べ10倍近く。また、疲労骨折の経験者は、陸上の中・長距離選手でふたりにひとり、体操や新体操選手で3人にひとりに達していました（註2）。

前出の『魂まで奪われた少女たち』には、米国の学者がある大学の陸上の中・長距離選手を対象に、月経の有無による骨密度の違いを比較調査しようとしたところ、チーム全員が無月経だったため、他の大学にも協力を求めなくてはならなくなったという話が紹介されています。

痛々しいのは、この疲労骨折が競技の本番中に起きてしまうケース。新体操では日本代表の遠藤由華がワールドカップの演技中に太ももを疲労骨折して、第一線から退きました。本人はツイッターで「骨密度は正常値以上だったけど、それでも折れた」と言っています。10代の頃に食事制限による月経異常をきたしていたそうなので、その影響かもしれません。

ちなみに、新体操日本代表の愛称は「フェアリージャパン」。バレエにおける「妖精との競いあい」に限界があるように、生身の人間が妖精のように軽やかに舞おうとすれば、かなりの

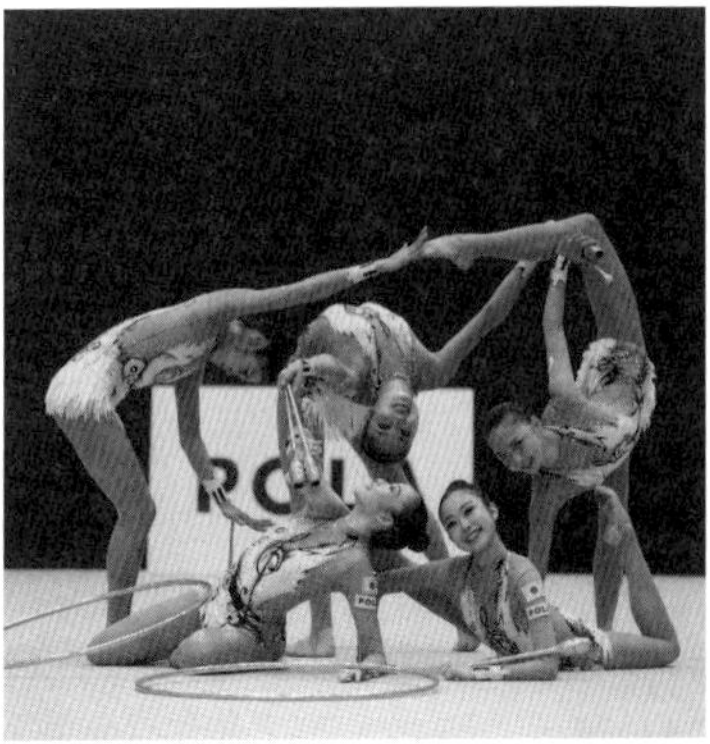

フェアリーたちのしなやかな体と動きは、ストイックな節制のたまもの。海外では食事の脂っこさに苦労するらしい。

リスクがともなうわけです。

もうひとつ、衝撃的だったのは、高校駅伝の全国大会最終区で起きた出来事です。その選手は中学時代から全国で活躍していて、あどけない容姿とともども注目していただけに、その「瞬間」のことは今も脳裏に焼きついています。

彼女はひときわ小柄で、3年生でありながら、身長も体重も全選手中、一、二を争う少ない数値。しかし、持ちタイムはトップクラスで、チームも優勝候補でした。そして、彼女はアンカーを任され、トップでたすきを受け取ります。

しかし、チームの初優勝に向けて走る途中、異変が生じました。突然、彼女の腰がガクッと落ちたと思ったら、その表情が苦痛にゆがんだようになり、それ以降、足を引きずるような走りに。そのうち、涙があふれ出し、泣きじゃくりながら、それでも走り続けます。もちろん、後続のランナーは容赦なく抜き去っていき、ようやくゴールにたどりついたときには、6位にまで落ちていました。

さらに驚かされたのは、その異変が股関節の疲労骨折だったことです。普通ならとても走れない大ケガで、ゴールできたことが奇跡でした。興奮状態によって多少は感覚が麻痺していたかもしれませんが、想像を絶する痛みだったことでしょう。

その後、陸上競技の表舞台で、彼女のことを見たり聞いたりした覚えはありません。が、体は折れてもなお、折れなかった心をずっと持ち続け、幸せをつかめていることを期待したいものです。

ところで、疲労骨折については発症の年齢的ピークが16歳であることから、こんな提言をする医師もいます（註3）。

「選手たちには〝どこがあなたにとってのゴールなのか？〟と聞くのです。ジュニアの全国大会で優勝して終わりなのか、もっとその先まで続けたいのかと。競技を長く続けていくためには、今からしっかり食べて生理が来て、折れない骨を作って体づくりをしてから、プロを目指した方がいいという話をするんです」

ただ、競技によっては10代半ばがまさに旬である場合もありますし、そうでなくとも、伸び盛りではあるでしょう。本人も指導者も、のんびりとはしていられないはずです。

とまあ、苛酷な戦いを強いられることも多い痩せ姫アスリートたち。しかし、交流してきたなかにはこんなことを言った人もいます。

「陸上の世界は私にとって、居心地のいいものでした。もともと、女性らしい体になるのがイヤで、生理もストレスだったし、恋愛にも興味がなかったので。痩せることをほめられ、速く走ることだけに集中していられることが楽しかったんです」

もちろん、多くの女性アスリートは、出産という女性にしかできない経験をしたいと願っていることでしょう。実際、マラソンの土佐礼子のように、12年もの無月経期間がありながら2児の母となった人もいます。駅伝や1万メートルで活躍した田村有紀のように、拒食症で競技生活を中断したりしながら、母となり、その娘が同じジャンルの陸上選手になった例もあります。女性であることとアスリートであることの両立は、ある程度可能なわけです。

が、その一方で、女性よりもアスリートとしての生き方を優先させる人がいても、悪くはないと思います。というのも、それくらい、女性がスポーツを極めるのは大変なことなのですから。

たとえば、マラソンの福士加代子が約1ヶ月という短い間隔で大会に出場しようとしたとき、元選手の立場から反対した松野明美はこんなことを言いました。

「大会でのフルマラソンは、出産と同じくらい体力を消耗するんです」

だとしたら、マラソンも出産もというのは、ちょっと欲張りなことなのかもしれません。マラソンに限らず、生理を犠牲にするような競技は、女性らしさを少し捨てるくらいの覚悟がないと、大成しづらいという側面もありそうです。

女子スポーツがこれだけ盛んになってきた以上、痩せ姫アスリートもまだまだ増えていくことでしょう。母となることが絶対的な幸せではないと考える人も多くなった今、女性の生き方の多様性を彼女たちは示しているわけです。

註1　『クローズアップ現代』2014年4月15日放送（NHK総合）
註2・3　「特別読物　生理は止まる！　骨密度は老人並み！　美談ですまない『女性アスリート』過酷の日々」歌代幸子『週刊新潮』2015年11月26日号（新潮社）

フードファイターの謎

痩せ姫が示す生き方の多様性。そこには、摂食障害によってもたらされる異能というものが深く関わっています。

制限型の拒食においては、空腹に耐える我慢強さ、排出型においては、常人をはるかに超える胃袋の大きさ、さらには痩身や食事への執着から、栄養士ばりにカロリーの知識が身についたり、料理がプロ並みに上達したりもします。

そんな異能を考えるうえで、注目されやすいのがフードファイターと呼ばれる人々の存在でしょう。テレビの大食い番組などを中心に活躍する、この手の人々のなかには男女を問わず、痩せ体型の人が多く、あれだけ食べてなぜ太らないのだろう、という疑問を抱かせたりします。

たとえば、今から二十数年前『TVチャンピオン』の第2回大食い選手権に、165センチ36キロの20代女性が出場しました。ぶっちぎりの優勝目前で喉にそばを詰まらせるアクシデントにより、リタイアとなったものの、女性誌が「痩せの大食い」ぶりに注目して記事にしたりしたものです。

しかし、当時交流のあった身長151センチで最低体重20キロの痩せ姫は、同世代の彼女についても、こう言いました。

「あの子、絶対にあとで吐いてますよ。吐いていいなら、私だってあれくらい食べられるもん」

この、フードファイターと過食嘔吐を結びつける見方は珍しいものではありません。大食い番組がブームになった頃から現在にいたるまで、そういった見方は根強く存在しています。

そんななか、数年前に自らのブログで過食嘔吐のカミングアウトを行なった元フードファイターがいました。その内容とプロフィールなどから、大食いファンにはすぐに誰なのかがわかるほどの有名選手だったため、当時、2ちゃんねるなどで大いに話題になったものです。

彼女いわく、

「怪物級に食べてもガリガリなのは、嘔吐で、消化吸収する前に出してしまうから。過食嘔吐の量やタイミング、吐き出す技術に長けたごく一部の〝ベテラン摂食障害者〟のみが選ばれし〝トップフードファイター〟として華やかな世界で活躍できるのです」

これがごく一部の人の話なのか、もっと多くの人の話なのか、さまざまな論議を呼びました。ただ、個人的に気になったのは、彼女自身の摂食障害と大食いの関係です。

「それまで〝たくさん食べること〟は恥であり、無駄であり、病気であり、忌むべきことでした。人目を忍んで、コソコソ自室でむさぼり食う、そんな10年に青春を費やしました。でも、大食いの世界では全く逆です。〝たくさん食べること〟は勝利すること。賞賛され、人々に驚愕と娯楽と笑顔を与えるパフォーマンス。番組のスタッフの方々にも、大変よくしていただき、正直チヤホヤされるのが凄く心地よかった」

彼女は気分転換のような軽い思いで挑戦したそうですが、自分でも意外なほどの好成績をあげられ、それが高く評価されたことで、生まれ変わったような気分になります。経済的な報酬を得たり、本音を話せる友人もできたりして、

「今まで散々苦しめられてきた過食嘔吐に復讐してやる。過食嘔吐を利用して楽しんでやる」

とも考えたと言います。

もっとも、この生まれ変わりは長くは続きませんでした。過食嘔吐と大食いとのバランスをうまくとれなかったことから、症状が悪化し、身長168センチで最低体重27キロというレベルまで痩せてしまいます。

ブログでカミングアウトを行なったのは、まさにそんな時期。そして、2年近くも入院生活を強いられ、そのあいだに死亡説もささやかれました。

かと思えば、彼女とは違うタイプの「特異体質」が摂食障害によってもたらされたと説明するフードファイターもいます。女性では史上最強との呼び声も高い赤阪尊子は高校時代、ダイエットから拒食症になり、50キロ以上あった体重が31キロまで落ちました（身長は159センチ）。4年後、体調が回復すると、

「不思議なことに、いくら食べても太らない身体に変わっていた」

と言うのです。

「念のため病院でレントゲンを撮ると、胃の壁が普通の人の2倍あると言われた」

とのこと。その後、日常的にも大食いを続けながら、48キロという体重を維持しているそう

です（註1）。

ただ、いずれの場合も、摂食障害が大食い能力に影響していたという意味では似ています。この関係性に着目したのが、テレビ批評を得意としたコラムニストのナンシー関でした。大食い番組の大ファンだった彼女は、ひとりだけ砂糖水を飲みながら戦うスタイルだった赤阪が、ある大会で他の選手と同じウーロン茶を飲んでいるのを見て、

「赤阪さん、ちょっと治ってきてるか？」

などと、ツッコミを入れていたものです（註2）。

興味深いのは、過食嘔吐をカミングアウトした前出の痩せ姫フードファイターも同じような見方をしていること。2年近くの入院生活を経て、別のブログを始めた彼女は、15年正月の大食い番組で有名なフードファイターが負けるのを見て、こんな感想を記しました。

「弱くなった。申し訳ないけど、それはとても喜ばしいことだと感じてしまった。彼女はもう、詰め込まなくても良くなったんだ。強迫的な食べ物からの呪縛から解き放たれたのかなって。弱くなったんじゃない。強くなったんだ」

さらに、テレビで目撃した痩せ姫の食にまつわる異能といえば、個人的に忘れられないことがまだあります。『TVチャンピオン』のスナック菓子通選手権に出場した20代女性についてです（註3）。

もっぱらスナック菓子に関する知識を競うとはいえ、体力勝負の要素もあり、服の上からも細さがわかる弱々しい彼女はかなり苦戦します。というのも、店内を走り回って正解の商品を

取ってくるようなクイズでは、最初に見つけても、すぐに追い抜かれてしまうのです。

また、第3ラウンドの舞台は遊園地のプール。水着姿の彼女が映った瞬間、視聴者は目を疑ったことでしょう。身長は平均前後に見えましたが、体重は30キロあるかないかというところ。本格的な痩せ姫の水着姿が10分20分とバラエティ番組でオンエアされることなど、おそらく空前絶後です。

それでも彼女は、早食い早押し系のクイズは得意でしたし、何より知識量でほかを圧倒していました。見事、優勝して、翌年はぶっちぎりで連覇。しかし、数年後、同じ菓子系の選手権（たぶん、スナック&駄菓子通選手権だと思われます）に出場した際の雰囲気は前とはかなり変わっていました。

健康的な細さになり、たしか恋人ができたと紹介されていたような……。そして、結果はあっけなく敗退。これもまた、心身が普通の状態に近づくことで異能が低下したということなのかもしれません。

そう、摂食障害によってもたらされた異能は回復によって失われがちなのです。じつはここに、ひとつの落とし穴があります。フードファイターとまではいかなくとも、詳しくなった栄養知識や上達した料理の腕などを生かした仕事をしたい、と考える痩せ姫が少なくないからです。

たとえば、栄養士、パン屋……。実際、そういう関係の大学や専門学校に通ったり、飲食店でバイトをしたりする痩せ姫は珍しくありません。

もちろん、そのなかには成功する人もいます。「落とし穴」の話の前に、まずは成功例について見ることにしましょう。

註1　『大食い入門』全国大食い探究会・編著（ソニー・マガジンズ）
註2　『耳部長』ナンシー関（朝日新聞社）
註3　『TVチャンピオンへの道!!』テレビ東京編（データハウス）

老いという難関

15年秋に放送された『ハートネットTV』（註1）に元拒食症でカフェを営む女性が登場しました。最低体重は23キロ（身長162センチ）。一時は歩くことも話すこともままならなかった、といいます。

しかし、彼女のカフェはいまや人気店。ブログにレシピや病歴を載せたことが話題となり、料理本も出版されました。その帯コピーには「奇跡のキッチン」という言葉が記されています。それは瀕死の状態からの復活を意味しているのでしょう。

ただ、個人的には、別の意味での「奇跡」も感じます。痩せ姫が栄養士やパン屋を目指して頑張っても、挫折するケースが少なくないからです。

ではなぜ、彼女は成功できたのか——。番組のなかで、彼女はこう言っています。

「私はこんな狭い町で本当に細い体になってしまって、だからみんな知ってたんだと思うんですよ。私が病気だった事を。そういう子が食べ物の飲食のお店を始めるってなると応援してくれる気持ちで、本当にオープンからすごくたくさん来て下さって、私はもう必死で作ってたんですけど、うれしくて。その優しさが分かるので。私はちゃんとしないとって思うと同時に、自分も食べないととか、もっといろいろ作りたいとか、もっとおいしいって言ってもらいたいとか、そういう思いがあったので、もうみるみるよくなっていきました」

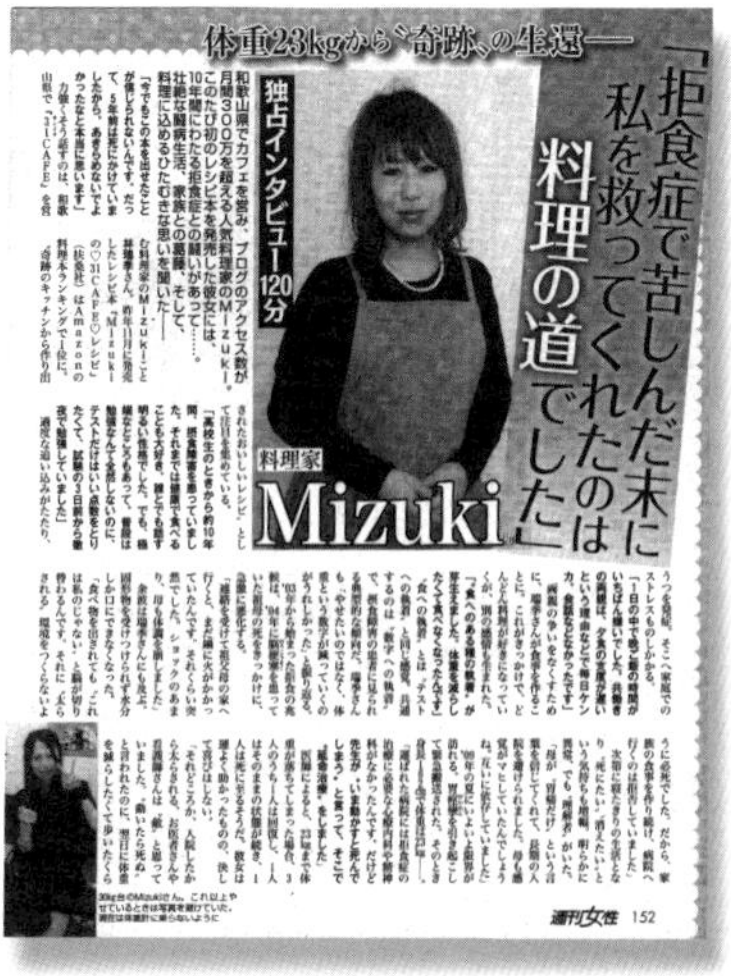
体重23kgから"奇跡"の生還——
「拒食症で苦しんだ末に私を救ってくれたのは料理の道でした」
独占インタビュー120分
料理家 Mizuki

和歌山県でカフェを営み、ブログのアクセス数が月間300万を超える人気料理家のMizuki。このたび初のレシピ本を発売した彼女には、10年間にわたる拒食症との闘いがあって……。壮絶な闘病生活、家族との葛藤、そして、料理に込めるひたむきな思いを聞いた——

週刊女性 152

『週刊女性』（2015年2月10日号）より。摂食障害との親和性は女性週刊誌が最も高い。70年代以来、こうした記事が数多く掲載されてきた。

たしかに、地元ならではの支えも大きかったのでしょう。しかし、ここで着目したいのは「自分も食べないと」という部分です。彼女はオープン当初、まだ本格的な拒食状態でした。白米を食べられるようになったのは、それから1年以上もたってからだといいます。そんな状態で店を始めたことが、むしろ功を奏したと考えられるのです。

というのも当時、彼女は車で何時間もかかる病院に通っていました。母親と一緒に、です。それゆえ、ブログにはこんな言葉が。

「母も一日食べられない事になります。でも私の病気は母に食べさせたいのです。同じ病気の方ならきっとわかりますよね。これが病気です」

自分は食べたくないけど、他の人には食べさせたい、他の人が食べていると安心する――そんな痩せ姫特有の心理が、料理作りへのモチベーションをさらに高めたことも見逃せません。もちろん「おいしいと言ってもらいたい」気持ちもモチベーションになっていたでしょうが、両者はないまぜだったはずです。

もともと、料理が好きだった彼女は、摂食障害の影響でさらに食への執着をエスカレートさせ、その過程で調理師免許も取得していました。本人いわく「病気のおかげでついた知識」がプラスに働いたわけです。

実際、その「食への執着」は今も、カフェへの取り組みにいい感じで生かされている印象です。夕方5時に閉店してから、何時間もかけて新たなレシピ作りに没頭し、朝5時に起きて完成。500種類もの器から選んで盛り付け、1時間かけて撮影するという毎日が苦にならないのは、痩せ姫ならではのストイックな強迫性が残っているからでしょう。

いわば「異能」を保ったまま、ほぼ回復して自己実現を果たしたという稀有《けう》な例なのです。

しかし、なかなかこうはうまくいきません。完治によって異能が消えてしまうことも多いですし、摂食障害的な心性が「いい感じで」生かされることがなかなかないからです。たとえば、ある痩せ姫のこんなつぶやきがあります。

「今は通えていませんが、専門学校に通ってた頃、毎日弁当の中がキャベツの子がいて、見た目も明らかに拒食で、見てて辛かったなぁー。20人クラスで私が思うに3人摂食いた。調理の専門学校だけど、摂食の人けっこう行くのかな?」

この人のように途中で学校に通えなくなったり、バイトも続かなかったりというケースが目立ちます。それは体調および勉強や仕事への適性以前に、もっぱら社会との折り合いのつけ方が苦手だというところによるものでしょう。

それは仕事全般、さらにはすべての関係性についていえることです。

たとえば、低体重から回復したあと、バイトも含めて、職に就いては辞めてということを繰り返す人がいます。面接では、容姿も性格も申しぶんのない印象なので、必ず受かってしまうのです。しかし、この申しぶんのない印象がプレッシャーとなり、無理をしすぎてリタイア、という結果になりがちです。

その一方で、治す側、サポートする側に回ることで自己実現を図る人もいます。心理カウンセラーになったり、回復へのヒントを本に書いたり。摂食障害の人には、この気持ちは経験した人でないとわからない、と考えるタイプも多いので、そういう人たちにとっては頼れる存在となることも珍しくありません。

おそらくこうした自己実現も、摂食障害的な心性を「いい感じで」生かすことなのでしょう。病気を引きずることなく完全に回復してしまうと、現在進行形の人との共感は少し難しくなるはずですから。また、相談にのっている以上、自分はちゃんとしていなくてはと、バランスをとっているところもあるのかもしれません。

ただ、「病気」とか「回復」という言葉を使っていますが、摂食障害とはつまるところ「性格」なのだと思います。そうなりやすい性格、すなわち「摂食障害的な心性」というものがあって、それが生活に大きな支障をきたすような状態が「病気」で、それほどでもなくなるのが「回復」なのではと。

そんな「性格」はなかなか変えられるものではなく、また、変える必要もないでしょう。それよりも、その「性格」での自己実現を目指すほうが合理的です。さらにいえば「病気」か「回復」かの判断をめぐり、周囲はとやかく言うでしょうが、そこにとらわれすぎるのももったいない気がします。

家族や友人、医療関係者も「他者」であり、生き方を決めるのは「自分自身」なのですから。第二章で触れた「他人感覚」を優先させて、納得のいく生き方、つまり自己実現を考えるほうが幸せへの近道に思えるのです。

というのも、痩せ姫とて人間、時間の流れは平等で、生きていればいつか「老い」が訪れます。痩せ姫にとってはそうでない人以上に、この「老い」が難関になるように感じられてならないのです。

それをまざまざと思い知らせてくれたのが、12年に放送された『私の何がイケないの?』(註2)に登場した痩せ姫でした。高校時代にダイエットを始め、19歳で拒食症になったという彼女の体重は26キロ。しかし、その細さ以上に印象的だったのは、ズバリ「ダイエットで老け顔になった女」として紹介された、48歳(当時)とは思えない容貌です。

ちなみに、専門家によれば、過激なダイエットで老け顔になるのはこんな理由からだそう。「皮下脂肪が急激に減ることで、顔はたるみ、頬がこける」「表情筋が衰えると、顔のシワが

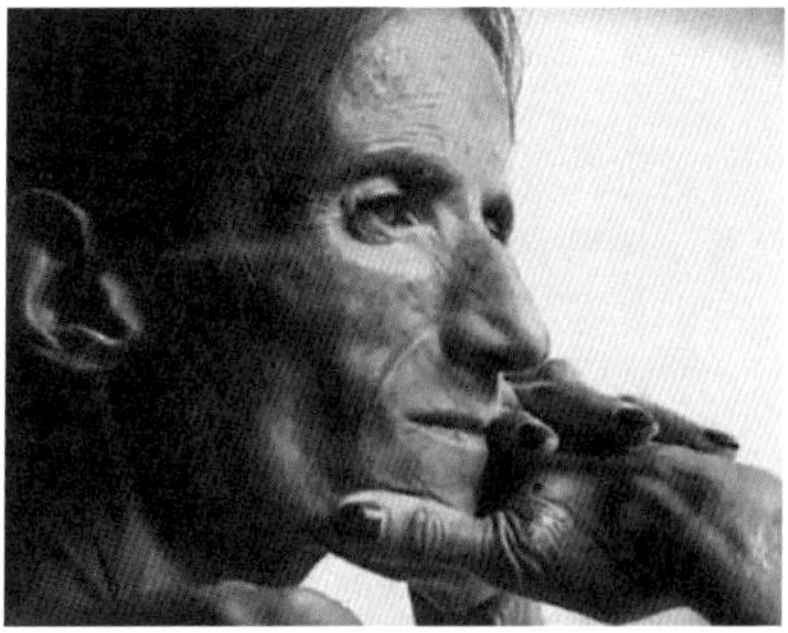

「老い」といえば、こんな人もいる。まだ30代とは思えない苦悩を漂わせるヴァレリア(203頁参照)。世界一痩せた女性として、世界中の注目を浴びた。

増え、ほうれい線が目立つようになる」「脂質・ビタミンAの不足から、乾燥肌になり、くすむ」（同番組より）

彼女の容貌はそれをすべて満たしているうえに、抜毛癖への対策ということで髪を完全に剃りあげていました。それゆえ、老いた尼僧のようにも見えたものです。

いや「我慢することが美徳」だという感覚から到達した、そのストイックな食生活は尼僧顔負けです。「米、野菜、豆腐で作った離乳食を一日3回、子供用の茶碗に半分ずつ食べるだけ」というのですから。

そんな修行、ではなく、ダイエットにハマりすぎてしまったのは、持って生まれた容姿の特徴も関係していました。

「もともとが童顔なんですよ。だから、図に乗ってたんですね。まだイケる、まだイケるっていう感じで。（両手で顔を触りながら）まだコロコロしてるって」

個人的な印象として、童顔だったり丸顔だったりする人のほうが痩せがエスカレートする傾向があります。彼女もそういうパターンをたどり、気がついたら老け顔になっていたというわけです。

この番組の話をブログに書いたところ、こんなコメントが寄せられました。

「痩せると時がとまっているような気がしてしまうんですよね。むしろ若返ったような。実際では内部の加齢を加速しているのに。まるで浦島太郎です。素敵な極楽浄土は一瞬の夢で、覚めないようにするには楽しいうちに、目が醒めないうちに息を止めるしかないけれど。わたしは溢れ出した欲望に負けて玉手箱に手をかけてしまいました。ずっと後悔しながらまた竜宮城を探しています」

摂食障害の痩せ願望には、少女でいたいとか、子供に戻りたいといった意識が働いていることがよくあります。しかし、不健康な生活が続けば、その逆の結果が待ち受けていることも。老け顔の痩せ姫はそういう怖さを身をもって示すために、番組に出たということでした。

かと思えば、一気に「おばあちゃん」になってしまいたいという痩せ姫もいます。成熟した、性的対象としての女性でいることが苦痛な人に多い印象です。しかし、ある痩せ姫はこう言いました。

「早く歳をとってしまいたいけど、こんなに体に悪いことばかりしていたら、きたない老け方をするんだろうな」

痩せ姫がなりたい「おばあちゃん」というのは、清らかさという意味で「童女」と地続きにある「老女」のような気がします。これもまた、容易なことではないでしょう。

やはり、老いは難関というほかありません。

註1 『ハートネットTV』2015年10月12日放送(NHK Eテレ)

註2 『私の何がイケないの?』2012年7月3日放送(TBS系)

期間限定を生きる覚悟

では、その難関にどう立ち向かえばよいのでしょうか。

さきほど紹介したコメントがたとえるように、摂食障害の激痩せは竜宮城に行く夢のようなものですから「目が醒めないうちに息を止める」のもひとつのやり方かもしれません。どんな生き方も死に方も等価で考えるこの本のスタンスは、それを否定するわけではないのです。

ただ、それを100パーセント願う人も、また、100パーセント成功できる人もまれでしょう。ここはあくまで、生き続けること、生き続けざるをえないことを前提とします。

痩せ姫にとって「老い」が難関なのは、そのあり方に「期間限定」という要素が大きく影響するからです。病的な痩せを長く維持することは難しいですし、老け顔の痩せ姫のように、いつかしっぺ返しを食らうこともあります。さらには、年を重ねるうちに、その姿が自分や他者にもたらす効果が薄れていってしまうのです。

と、ここで、精神科医のこんな文章を引用してみます。

「本症者たちの痩せ衰えた身体には、いわゆる年頃の女らしい魅力はまったく失われている。強いてあるとすれば本来備わっているべきものが喪われたことによる哀惜かあるいは侮蔑の倒錯的な魅力である」（註1）

強いて、とか、倒錯的、としながらも「年頃の女」とは違う「魅力」があるというわけです。このギャップの魅力こそが、本人の安心や周囲の心配、そして治療者のモチベーションにもつながるのですが……。

じつは最近、摂食障害における治療者のモチベーションの低下が指摘されています。長期化し、高齢化する患者の増加により、ギャップの魅力が薄れ、未来ある若者を回復に導くことで得られる達成感も乏しくなってきたというのが一因のようです。一事が万事で、本人の安心や周囲の心配という効果も、長期化や高齢化とともに薄れがちなのでしょう。

そういう意味では、期間限定の魅力が有効なうちに、なんらかの自己実現を見つけたほうがいいといえそうです。その場合、大半の人が期待するのは、医療や世間の常識でいうところの「回復」だと思われます。ただ、それは容易ではなく、痩せた体や痩せ願望、痩せるための不健康な習慣を引きずり続ける人が珍しくありません。

しかし、どんなかたちで生きていくにせよ、病気は人間を深化させます。特に、摂食障害はその傾向が大きく、痩せ姫の姿や言葉に目を奪われ、心を動かされるのはそんな「深化」を感じるからでしょう。

たとえば、痩せた体をさらけだし、何かを訴えかける人たちがいます。イタリアの拒食症啓発広告にヌードで登場したイザベル・カーロ（165センチ32キロ※ポスター撮影時）、ロシアのテレビ番組に出て、代理母となる夢を語ったヴァレリア・レヴィティーナ（172センチ25キロ）、米国で夫とともに治療資金を募ったレイチェル・ファロック（170センチ18キロ）

……。

また、見た目では伝わらない心の葛藤を口にしたり、文字にしたりする人たちもいます。女優の遠野なぎこはブログにこう書きました。

「摂食障害は〃ダイエット出来ない病気〃……だから、こうして回復の兆しが見えてもなお私達は苦しみ続けるんです」

そういえば、女性ではないものの、タレントのマツコ・デラックスもテレビ（註2）でこう語ったことがあります。若い頃、一年で70キロ痩せたという前フリのあと、

「ホントにおすすめしないから、絶対やっちゃダメよ。あのね、吐いてたのよ。だから私、それのリバウンドでよけい太っちゃって、今に至るんですよ」

メディアのなかで、さまざまなテーマに対して深い発言ができるのも、こうした経験がプラスに働いているからでしょう。

また、人の内面を深化させる摂食障害という病はさまざまな芸術の題材にもなってきました。文学に映画、マンガ、音楽など、あらゆるジャンルでとりあげられ、網羅的に紹介しようとすれば大きな事典が一冊作れそうです。

そのひとつ、石田衣良の小説『4TEEN』（註3）にはこんな一節があります。

「でもいいんだ。やせているときのルミナと太っているときのルミナは別人のような抱き心地で、ふたりの女の子とつきあっているみたいだし、ぼくは四十一キロプラスマイナス十六キロのルミナが好きなんだから」

拒食と過食で痩せたり太ったりを繰り返す同学年のガールフレンドに、男子中学生が寄せる想いです。どんな姿でも愛したい、愛せるんだという、少年らしい思い込みがすがすがしく、なるほどそういう受け止め方もあるのかと、目からウロコという感想も抱きました。

かと思えば、ロックバンド・Syrup16gの『吐く血』(註4)には、こんな歌詞が。

「不細工でも美人でもなくやたらと暗い　内科で診てもらえない病気の主　優しくされればもう誰でもいいのとのたまう　太るのが恐いから手にタコ作って　今日も吐く」

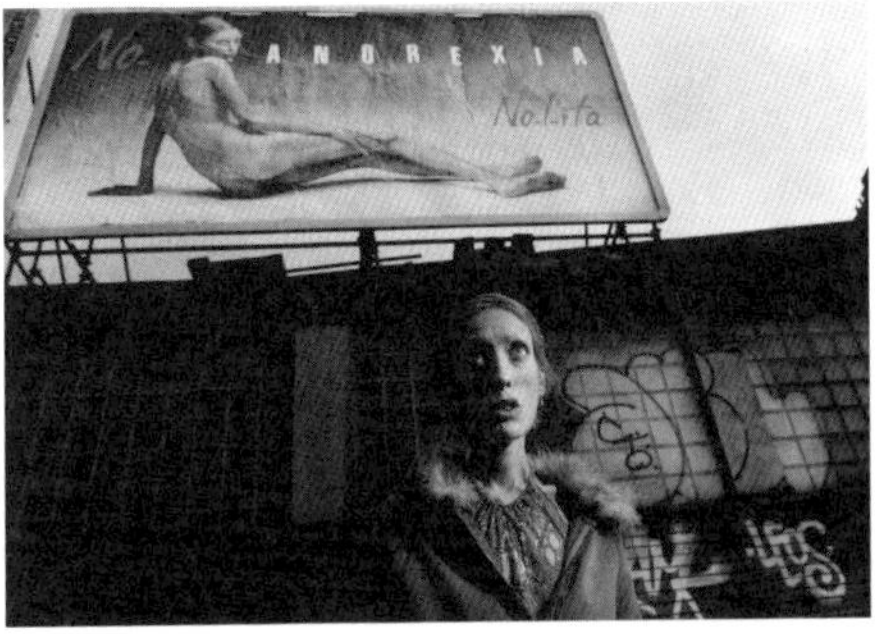

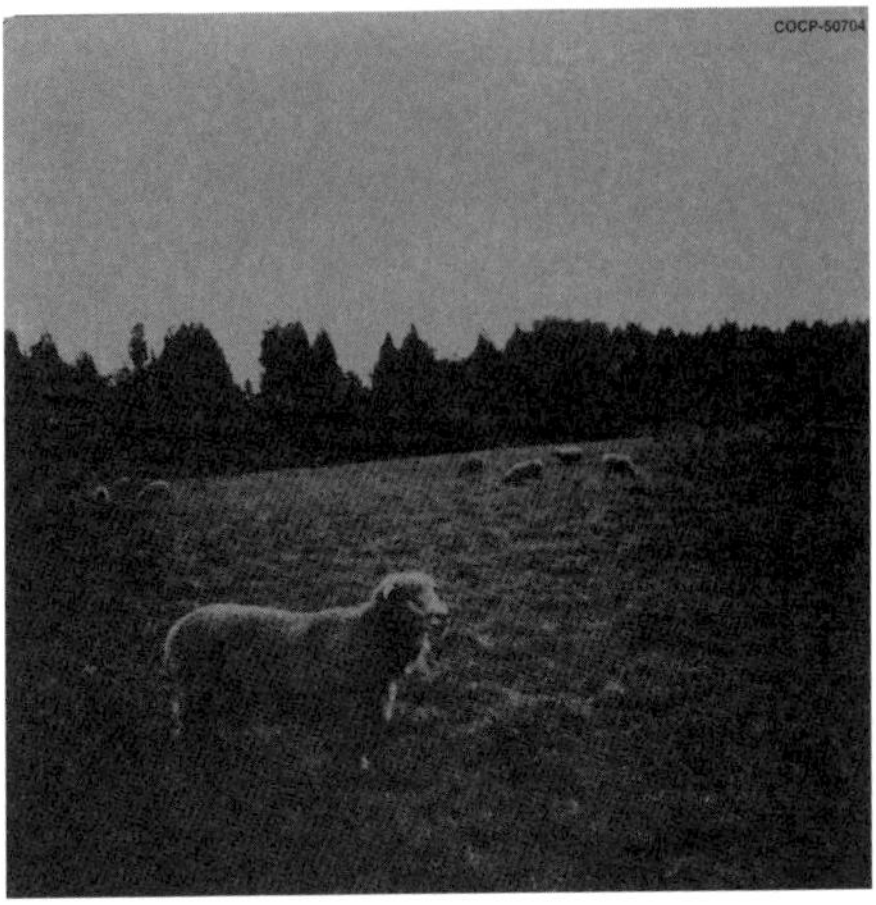

上　イザベルとそのヌード広告。2010年には来日してテレビで啓発行動を行なったが、帰国直後に病死した。享年28。

下　『吐く血』が収録されたアルバム。この女性は実在し、歌詞どおり「貴方は私と似ているね」と言われたらしい。

こちらのヒロインは、排出型のようです。さらに「彼女」であるはずなのに「何故かもう連絡すら取り合えてない」といった歌詞もあり、その関係性の結びにくさというものがシニカルな親しみを持って表現されています。

注目したいのは両作品とも、病気を扱いながらもどこかポップな印象だということ。それはいまや摂食障害という「難病」が、それと同時にありふれた身近な風景と化しつつもあることを、敏感なクリエーターたちが理解しているということでしょう。

そんな摂食障害関連芸術の歴史において、最重要作品のひとつと思われるのが、倉橋由美子の小説『どこにもない場所』(註5)です。この病の権威のひとりである精神科医下坂幸三をして「神経性無食欲症者(境界例の水準にあるとみなすことができそうな)の世界をそのすぐれた作家的才能の故に縦横に強調してすこぶる巧みに描き出した」とまで言わしめました(註6)。

倉橋は主人公の「L」にこんな発言をさせています。

「不可能でも、あたしがそれを望んだら……つまり、あたしはあたしの場所から逃げだそうと決心しているのです。世界のなかのそこではなくて、世界の外のどこか、どこにもないどこか——第一にあたしは身体をなくしたいのです」

それはまた、倉橋の願いでもあったようです。下坂は彼女自身が書いた作品解説に着目。執筆当時「身体の存在がまことに苦痛だった」という倉橋は、その苦痛をこう説明しています。「意識が身体という器に捕らえられていることが呪わしいので、できれば身体を棄ててしまうこと、あるいは肉のない象牙の彫刻のような身体になってしまうことを考えたりした。(略)

Lも作者自身も食べることにある根本的な拒否反応のようなものをもっていて、特に肉類を口に入れると確実に吐き気を催す。これはサルトルの『嘔吐』ほど高級な意味のあるものではないが、健康を害して防禦の姿勢をとっている人間には、口に押し込まれた肉の臭いと歯ざわりは、サルトル風に言えば世界という異物そのもの、あるいは他者の肉を感じさせ、これを同化させられることには胃が猛烈に抵抗する」(註7)

途中、サルトルの名が出てきますが、同じ実存主義の作家であるカフカのことも彼女は好んでいました。カフカといえば『断食芸人』という短編があります。見世物小屋で「断食芸」によって生きる芸人が「みんなのように、美味いと思える食べものが見つけられなかった」というひとことを最期に死んでいく話です。

カフカ自身も拒食と過活動の傾向を持ち、それがたたって結核を患い、40歳で死にます。人間関係も上手ではなく、倉橋は「普通の生活をしていくための運動神経が欠落」していたのだと評しています(註8)。

その「欠落」は痩せ姫のそれとも同質でしょう。「普通の生活」に向かないからこそ、身体をなくそうとしたり、現実から逃げ出したくなるのです。

しかし、それは同時に、内面の深化ももたらすわけです。とくに摂食障害の苦悩は社会における個人、すなわち「私」のあり方をつきつめたいという実存主義的な自分探しにも通じていて、きわめて現代的なものです。痩せ姫は現代人の代表として、そういう問題に率先して取り組んでいるともいえます。

それは十分、誇りにしていいでしょうし、そこから生まれる悟りもあるはずです。そんな誇りや悟りを胸に、自分なりの生を貫いていく覚悟が持てれば、この世にいるつらさも多少はやわらぐのではと考えます。

また、痩せ姫が現代的なのは「内面」だけではありません。精神科医で評論家の野田正彰はこう書きました。

「しかし、このような心理学的な解釈よりも、豊かな社会の街角に、やせた少女の研ぎすまされた身体が似合うようになったといったほうがふさわしい。ツイギーは一人一人の娘の精神病理ではなく、社会が好む風景になっている。（略）古代の人々は、豊穣、多産を願って肥満した女性の像を作り、そして豊かさをもたらす地母神に血の犠牲を捧げた。現代は逆に、インテリジェント・ビルに祭られた電子の神々に、淡い少女たちの身体が捧げられている」（註9）

この文章が書かれたのは、今から30年近く前のこと。野田の指摘はますます現実味を帯びてきたばかりか、これからもっと現実化していく気さえします。

それは痩せ姫が、人類の未来を先取りする存在でもあるからです。最終章となる次章では、そのあたりに踏み込むとしましょう。

註1 『青年の精神病理1』（57頁参照）
註2 『人生が変わる1分間の深イイ話』 2012年2月20日放送（日本テレビ系）
註3 『4TEEN〔フォーティーン〕』 石田衣良（新潮文庫）

註4 『吐く血』Syrup 16g／五十嵐隆作詞
註5 『どこにもない場所』倉橋由美子（新潮文庫『婚約』所収）
註6・7 『岩波講座 精神の科学5 食・性・精神』（岩波書店）
註8 『偏愛文学館』倉橋由美子（講談社）
註9 『漂白される子供たち――その眼に映った都市へ』野田正彰（情報センター出版局）

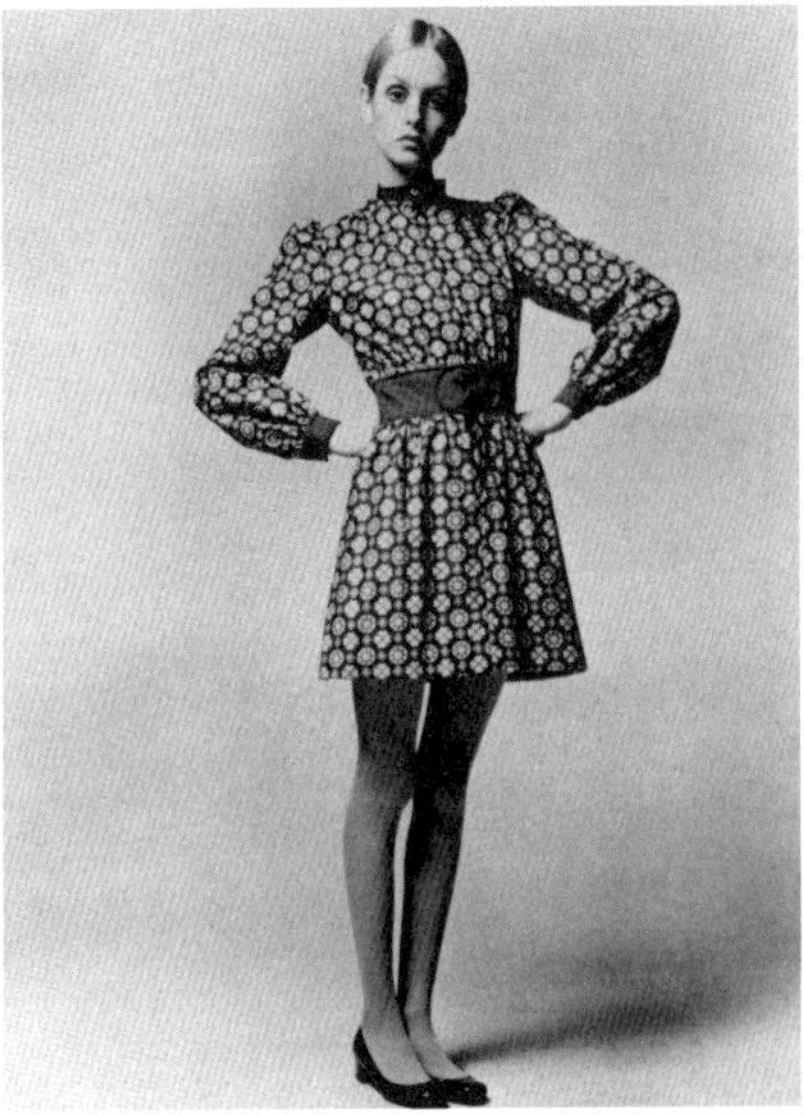

彼女は当時、身長167センチで体重41キロ。3サイズは79・56・81で、現代でも通用する「小枝（ツイッギー）」ぶりだ。

第四章

そして、未来のイヴへ

「胸も生理もいらない」

「胸も生理もいらない」

かつて、そんな信条をノートに書き、瘦せることに励んだ少女がいました。その前に「骨になれ」「脂肪をそげ」という言葉もつくのですが、最初に見て以来、この「胸も生理も」という言葉が鮮烈で、今なお心に残り続けています。

というのも、この感覚こそ、究極の瘦せ姫らしさを示すものだと思えるからです。そして、胸の大小や生理の有無をどうとらえるかは、瘦せ願望の根深さを測るうえでの物差しにもなる気がします。

たとえば「瘦せたいけど、胸は保ちたい」とか「子供が産めなくなるから、生理は戻るようにしたい」と願う人は「胸なんて脂肪の塊」とか「生理なんて苦痛なだけ」と嫌悪する人より、世間的な意味での健康度は高いと考えられます。もちろん、そう願う前者のなかにも、瘦せへの執着や依存をし続ける人はいますが、執着や依存が強く激しいのはやはり、後者でしょう。

そんな瘦せ姫が理想としたり、憧れるのは第二次性徴を迎える前の少女もしくは少年のような体型。これは158センチで30キロが理想だという、20代後半の既婚女性の言葉です。

「中学生のときから、大人の体型になることに抵抗があって、胸が大きくなるのも、腰が大きくなるのも嫌でした。少年のような体型に憧れ続けてきました。小学生の細い女の子とかを見ると、すごくうらやましいから。ああなりたい、あれだけ細い脚になりたいと思います」

胸がふくらむのも、生理が始まるのも、女性における第二次性徴の特徴ですから当然な願望です。

しかし、第二次性徴が完了してから痩せた場合、胸はなかなか小さくなりません。生理についても止めることはできても、太れば再開してしまうという恐怖はずっとつきまといます。

そこで、痩せ姫はさまざまな葛藤を強いられることに。ある人はこう言いました。

「私は胸が大きくなる前に拒食になったので、成人するまで、胸は小さいままでした。でも最近、体重が増え、胸がふくらみ始めたことに戸惑っていて、20キロ台に戻りたくなっていま

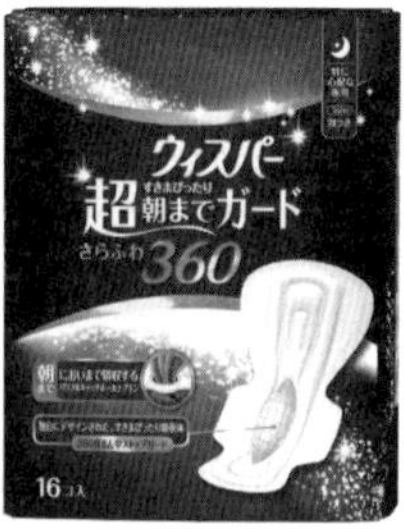

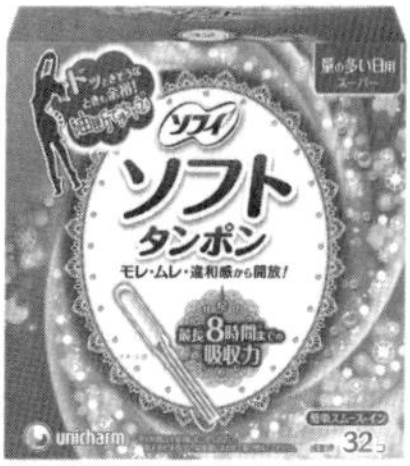

下剤を濫用する痩せ姫のなかには、下着が汚れるのを防ぐ目的で生理用品を使う人もいるという。

す」

また、ある人はこう言いました。

「10歳くらいで拒食になれば、一生、生理を経験しないで済むこともあるってことだよね。私はかなりの低体重でも生理が来てしまうから、うらやましいな」

こうした葛藤は、世の多数派からはなかなか理解されにくいものでしょう。昔より価値観が多様化してきたとはいえ、第二次性徴を否定するような生き方はあまりよしとはされません。女性の自己実現のあり方としても、結婚し、出産し、というのがまだまだポピュラーです。そんななか「胸も生理もいらない」という、種の存続を妨げるような痩せ姫型の自己実現は、少数派として異端視すらされかねないものです。

ただ、それはあくまで「多数」と「少数」の問題だったりもします。結婚しない人が、出産しない人が、世の中の半分以上になれば、結婚する人、出産する人との立場はたやすく逆転してしまいます。

まして、誰も結婚や出産をしない世の中になれば——。

そんな世の中を描いた小説が存在します。SF作家・小松左京の『オルガ』（註1）です。舞台は、40世紀。そこでは文明の極端かつ変則的な発達により、子作りは科学が代行してくれるようになっています。便利で清潔で無痛なものをよしとする人類の感性が、性行為や出産を野蛮なものとして嫌うようになり、また体力的にもそれに耐えられなくなった結果です。

それでも、快楽というおいしいところだけは残したい、ということで「オルガ」という液体が生まれます。これをふたりないしひとりで飲むことにより、生殖とは完全に切り離された性的興奮を味わえる仕組みです。

注目すべきは、前半に登場するヒロインの容姿。一部を引用してみましょう。

「少女は、糸のようにほっそりしていた」「蔓《つる》のように細くなよなよとして、溜息でも、ふきとばされそうだった」

彼女ほどではないにせよ、主人公の老いた男性も、後半に登場する老女も、かなり細い体型です。たしかに、力仕事からも解放されていますし、性行為や出産もしないのであれば、筋肉も脂肪も必要最小限でいいのかもしれません。

そんな人類の「変化」については、興味深い説があります。それは四足歩行だった時代、女性の胸はふくらんでいなかったというもの。男性への性的アピールは、もっぱら尻で行なわれていたといいます。しかし、二足歩行になり、目と尻の距離が広がったことで、目に近いところにある「胸」が新たな性的アピールの部位になっていった、というわけです。

実際、哺乳類において、授乳期以外でも胸がふくらんでいるのは人間の女性だけだとか。その特異性を思えば、説得力のある見方といえるでしょう。

とまあ、長い目で見れば、人類の生態は心身ともに大きく変化しますし、それにあわせて「多数」と「少数」のバランスも変化します。いつか本当に「胸も生理もいらない」世の中が来ないとは誰も言いきれないのです。

というより――。人類はテレビや携帯電話、原子力発電、ロケットなど、かつてはＳＦ的空想の産物でしかなかったものを次々と現実化してきました。この『オルガ』に描かれる世界もけっして絵空事ではなく、遠い未来の現実のような気がしてなりません。

なぜなら、人類はすでに「生殖」のかたちを科学によって大きく変えようとしています。試験管ベビーにクローンなどなど、自らの種の営みにまつわる問題を自在に操ろうとし始めているのです。

そんな時代に蔓延する摂食障害という病、そして「胸も生理もいらない」と考える女性たちの増加。こうした現象はおそらく、偶然ではないでしょう。むしろ、人類の一大転機を象徴するものとしてとらえることができそうです。

すなわち、痩せ姫という存在はまだ少数派ではあるものの、いずれは多数派になるかもしれません。異端というよりは、先駆けだと考えることも可能だということです。

この最終章では、痩せ姫が指し示す人類の未来について考えていきます。読み終わるとき、あなたの世界観には大きな変化が起きていることでしょう。

註1　『オルガ』小松左京（新潮文庫『地球になった男』所収）

美は2・5次元へと向かう

人類という種の営みを自在に操ろうとする試み。それが本格化してきたのは、ここ半世紀です。1978年には世界初の試験管ベビーが誕生し、体外受精による出産例はいまや6万にも達したといわれています。

しかし、そのはるか前から、人類はほかの生物の「種の営み」に手を加えてきました。手を加え、というより、いじくり回してきたといったほうがよいかもしれません。家畜だったり、観葉植物だったり、その例は枚挙に暇《いとま》がありません。

最近だと、F1品種と呼ばれるものが市場を席巻しています。人工交配によって作られる、人間にとっては何かと好都合な、しかし、ほぼ一代しか続かない動植物です。以前、息子が小学校低学年の頃、理科の教材用に種をもらったミニひまわりもそれでした。

このいわば「種なしひまわり」が子供の教育に用いられることへの違和感をブログに書いたところ、こんな皮肉めいたコメントをくれた人がいます。

「恐ろしいというか、いっそすがすがしいというか」

そう、自分たちの利益になることなら、そこまで割り切ることができるのも人間の本質なのです。

そんな人類がついに自らの「種の営み」にも積極的に手を加え始めたわけです。その試みは今後、行きつ戻りつしながらも、便利で清潔で無痛なものを目指し、性行為や出産、さらには体型なども変化させていくことでしょう。

そこでカギとなるのが「美意識」です。特に体型については、何を美ととらえるかがストレートに反映されていくことになります。

たとえば、現代の先進国で「痩せ」がもてはやされるのは、太ることよりもそれが難しいからだともいわれます。そんな「ないものねだり」が人間心理の根底にあり、しかも飽食の世の中が維持されていく限り「ぽっちゃり」の大々的な復権は考えにくいところです。

実際、すでに触れたフランスの痩せすぎモデル規制問題で、デザイナーのカール・ラガーフェルドはこう反論しました。

「太った女性が、細いモデルは醜いと文句を言っているだけ。ファッションは夢と幻想の世界であり、丸々と太った女性を誰が見たいものか」

この発言には「ないものねだり」に応えてこそ「夢と幻想の世界」なのだという確信と矜持が見てとれます。

また数年前、米国でバービー人形をぽっちゃり体型（163センチ68キロ）にしたラミリー人形というものが発売されました。ありえない細さの人形がボディイメージの歪みをもたらすとして、啓発的な目的で作られたわけですが、評判はかんばしくなく、企画倒れに終わったようです。先のデザイナー風にいうなら「丸々と太ったバービー人形を誰が見たいものか」というところでしょう。

　生身の人間や人形ですらこうなのですから、二次元の世界はもっと徹底しています。マンガやアニメ、ゲームのなかには、ありえない細さのヒロインがしばしば登場して、男性の「萌え」や女性の「憧れ」を刺激します。

　興味深いのは、こうした作品が実写化される際、二次元上のヒロインほどでなくてもかなり細い芸能人が演じることがあり、それが見る人に自分もなれるのではという期待をもたらすことです。

　榎本加奈子、ともさかりえ、宝生舞、戸田恵梨香、桐谷美玲……。彼女たちのスレンダーな

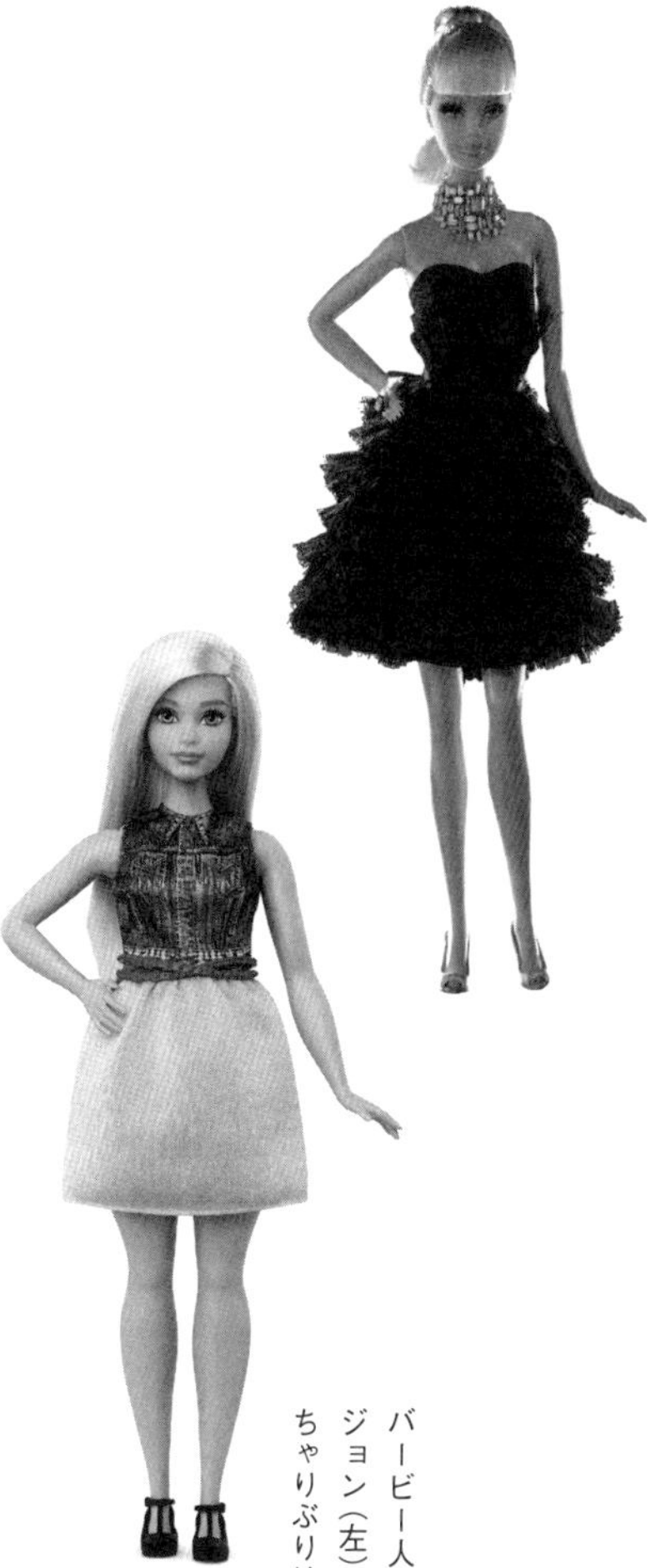

バービー人形（右）とそのふっくらバージョン（左）。なお、ラミリー人形のぽっちゃりぶりはこの比ではない。

容姿は、作品のリアリティ向上に寄与し、二次元作品の実写化という難題のハードルを低くすることに貢献しました。

なかでも、最高のハマリ具合を見せたのが映画『ＮＡＮＡ』の中島美嘉です。原作者の矢沢あいが描く女性は、少女マンガ史上でも有数の細さですが、中島も負けてはいません。食欲にムラがあるタイプのようで、１６０センチの身長に対し、体重は最も減ったときで35キロ。ファッションや雰囲気も主人公に似ていたことから、高い支持を得ました。

そして、二次元ヒロインになりきった彼女に近づくべく、ダイエットする人も多かったようです。そのなかのひとりが、こんなことを言っていました。

「自分の体型もそうなりたい、と思いました。そして、超えてしまいました」

つまり、芸能人のスレンダーな容姿という域を通り越し、本格的な痩せ姫になったということです。

こうした例は「レイヤー」と呼ばれるコスプレ愛好者にもよく見受けられます。二次元のヒロインになりきろうとすれば、そういうリスクもともなうわけです。

世間的にいえば、それはダイエットの「失敗」ということになるでしょう。生身の人間が二次元のヒロインのように細くなったとしても、骨や筋、シワが目立ってしまい、別モノにしか見えないのだと。

しかし、痩せ姫は肉感を希薄にすることには「成功」しています。顔が痩せにくいタイプの人が骨や筋の所在をうまくカムフラージュした服を着ているときなど、二次元から抜け出てきたかのように見えることも珍しくありません。

そういえば、最近「ラブライバー」という流行語も生んだμ's（ミューズ）というグループがいます。アニメ『ラブライブ！』でスクールアイドルを演じる声優たちがリアルでも同じように踊り歌うところから「2・5次元の魅力」ともいわれていますが、それとはちょっと違う意味で「2・5次元の魅力」を体現するのが痩せ姫なのです。

そして今、二次元的な文化は三次元的なそれを凌駕しそうな勢いです。昔、マンガやアニメ、ゲームなどは子供が楽しむものでしたが、もうそんなことはありません。しかもその風潮は、世界的な規模に広がりつつあります。

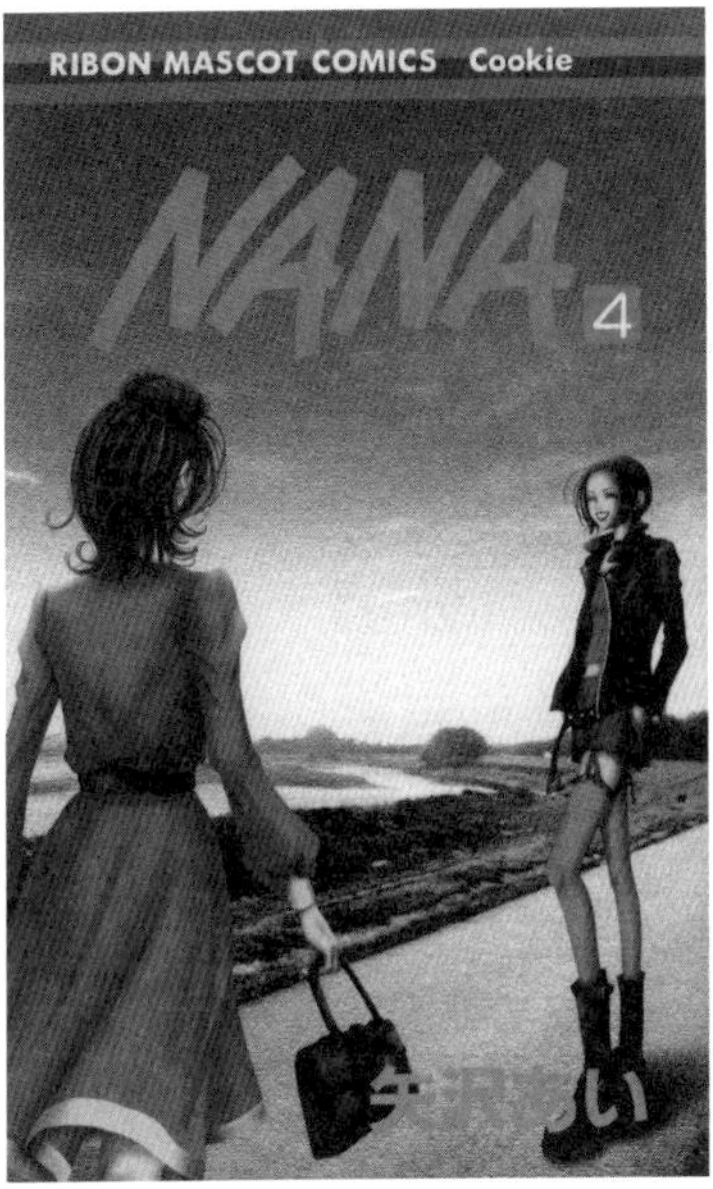

公式ファンブックによれば、大崎ナナ（右）の身長・体重は162センチ43キロ。絵だともっと細い印象だ。

このことはおそらく「美意識」にも影響をもたらしていることでしょう。男性向けの作品ではまだまだ「巨乳」キャラも人気ではあるものの、手足の細さは二次元的だったりします。そんな二次元的な文化に慣れ親しむほど、そこで描かれる細さをありえないものとは感じなくなるはずなのです。

象徴的なのは、女の子向けの戦闘型アニメシリーズにおけるヒロインの体型変化です。先代の『セーラームーン』に比べ、現役の『プリキュア』はひと回りもふた回りも細くなっています。

こうした二次元的文化の隆盛は、世界レベルで美意識をさらに痩せ志向へと後押ししていることでしょう。

ちなみに、痩せ姫には二次元的な文化を好む人が多いという印象があります。そこにはさまざまな理由があるでしょうが、ここで着目したいのはその主流となっているモチーフです。子供だけでなく、大人も見るものになったとはいえ、二次元文化の中心には思春期や青春期の葛藤を描く作品群が位置しています。そういったモチーフが、痩せ姫自身の葛藤とも通じるのかもしれません。

実際、痩せ姫のあり方を考えるうえでも参考になる作品が数多く生まれています。その代表的なものを見てみましょう。

『まどマギ』という理想郷

まずは『物語』（註1）シリーズ。西尾維新のライトノベルを原作とするファンタジーアニメです。

主人公の男子高校生阿良々木暦《あららぎこよみ》をはじめとする、心に闇を抱えた少年少女（と幼女）たちの葛藤と成長を描いた群像劇で、カギとなる要素として「怪異」というものが用意されています。トラウマやコンプレックスといった負の部分を怪異につけこまれ、登場人物たちはさまざまな心身の変調に悩まされます。

なかでも、本書にとって象徴的なのは、戦場ヶ原ひたぎのケースでしょう。この少女の家庭は、母親が悪徳宗教にハマったことから崩壊し、また自身もその宗教団体の幹部に強姦されかけたことで、大きなダメージを受けます。そこを蟹の神につけこまれ、体重の約9割を抜かれてしまうという怪異が起きるのです。

165センチの身長に対し、体重は5キロ。見た目こそ変わっていないものの、体力は衰え、心にも空虚さを抱えるようになります。とはいえ、それは不完全な自分にひきこもれるということでもあり、おかげで家庭崩壊や強姦未遂といった現実から少し楽になれました。

ちなみに、家の破綻や性のつまずきは拒食症の引き金になりがち。また「重い」体を失うことでつらい「思い」から逃れられる、というところは、拒食症のメリットだともいえます。

そんな彼女をある登場人物は、

「今のほうが昔より、ずっと綺麗なんだよね。存在がとても儚げで」

と、評します。また、怪異が消え、体重が戻ったあとに再会した別の登場人物もこう言います。

「しかし、魅力がなくなったな。普通の女子になっている」「前に会ったときのおまえは、闇のように輝いていたぞ」「今のおまえは本当につまらん。贅肉にまみれ、重くなったな」

これは、体重を抜かれていたときの彼女が痩せ姫的な美を示していたということでしょう。

そこに、主人公が現れ、彼女はのちに恋へと発展する交流のなかで、怪異と訣別することを選びます。蟹の神に詫びと礼を言い、こう願うのです。

「それは私の気持ちで、私の思いで、私の記憶ですから。私が背負います。失くしちゃいけないものでした。お願いします。どうか私に、私の重みを返してください」

いわば彼女は「重い」体を失い、不完全な自分になることで回避していたつらい「思い」と正面から向き合うことにしたわけです。つまり、どちらの「おもい」もかけがえのないものなのだと。それはまた、主人公との交流によって「光の輝き」が補完され「普通」にして「完全」な自分になることでもありました。

こうした展開も、拒食症の回復過程に通じるものです。さらに、話は前後しますが、彼女は怪異のプロに会った際、こう言われます。

「助ける？　そりゃ、無理だ。キミが勝手に独りで助かるだけだよ」

これもまた、拒食症の回復過程そのものといえるでしょう。

彼女に限らず『物語』シリーズの登場人物の多くは、怪異との関わりを通して自らの闇との折り合いをつけていきます。そういう意味で、これは正統的な成長物語の枠組みに含まれるわけですが……。

そんな枠組みにおさまらないような、異端的作品もあります。第三章でも触れたファンタジーアニメ『魔法少女まどか☆マギカ』（註2）で、こちらも前述の『物語』シリーズと同じシャフト社の手によるものです。

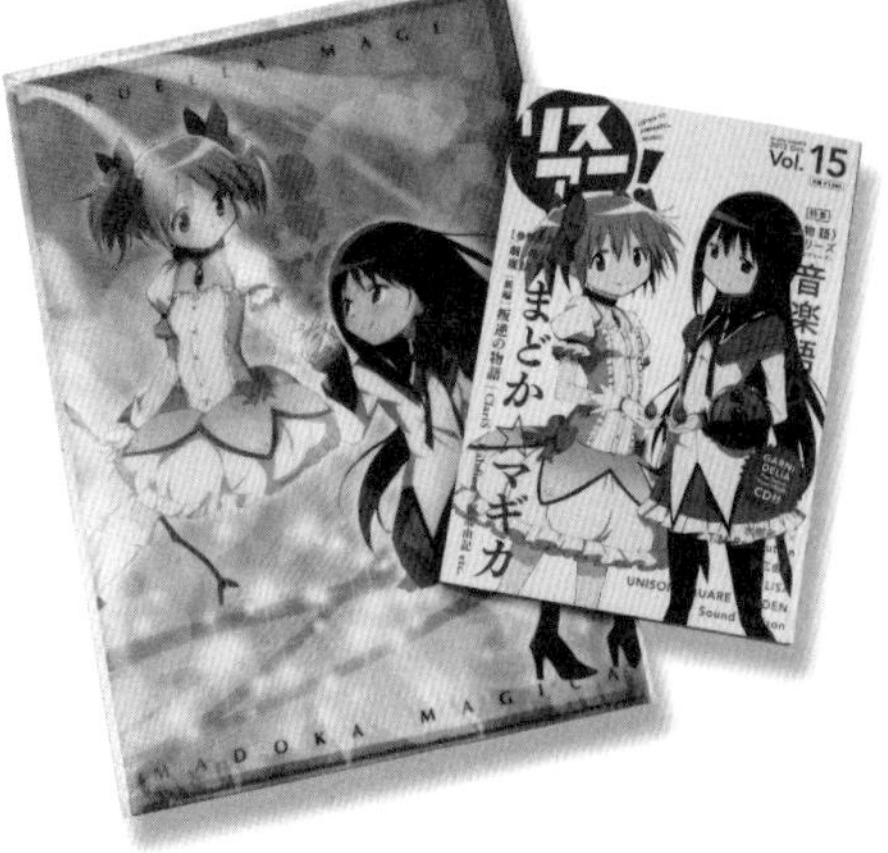

蒼樹うめ原案によるカワイイキャラクターと、ダークなストーリー展開。そのギャップも大ヒットの要因となった。

主人公鹿目《かなめ》まどかは中学2年生。地球外生命体であるキュゥべえから、魔法少女となって魔女と戦う契約をするようスカウトされます。キュゥべえいわく、彼女にはその抜群の素質があり、また、契約と引き換えにどんな願いもひとつかなえられるとのこと。そして、こんな言葉で彼女の正義感に訴えます。

「願いから生まれるのが魔法少女だとすれば、魔女は呪いから生まれた存在なんだ。魔法少女が希望を振りまくように、魔女は絶望をまきちらす。（略）不安や猜疑《さいぎ》心、過剰な怒りや憎しみ、そういう災いの種を世界にもたらしているんだ」

しかし、彼女は契約に魅力を感じつつも、保留。その後、ほかの魔法少女たちとの関係や出来事を通して、その実態を知っていきます。

それは、魔法少女が魂だけの存在で、事実上「死んでいる」ようなものであること。しかも、いずれは魔女に変身してしまう宿命だということ。じつは、キュゥべえは魔法少女が魔女に変身するときに発生する莫大なエネルギーを搾取するために、何千年も前から地球に来ていたのです。

というのも、キュゥべえの種族は、感情をエネルギー化することに成功したものの、自分たちは感情を持たないため、人類に着目。「最も効率がいいのは、第二次性徴期の少女の希望と絶望の相転移だ」として、このシステムを構築しました。

このアニメで音楽を手がけた梶浦由記は、こう言ったそうです。

「少女の妄想のエネルギーってスゴイよね」（註3）

たしかに、少女の感情ほど揺れ動きの激しいものはなかなかありません。それゆえに、拒食症のようなものにもなりやすいのでしょう。

そう、じつはこの作品にも拒食症に通じる構造があります。ここで、魔法少女と魔女をめぐるキュゥべえの説明から「魔法」や「魔」の部分を消して読んでみてください。痩せ姫にとってはとくに、少女的であることは希望につながり、大人の女に近づくことは、絶望をもたらします。つまり、少女は願わしき存在であり、大人の女は呪わしき存在なのです。

にもかかわらず、魔法少女は魔女にならなくてはならない。汚れなき子供もいつかは醜い大人に変わってしまうように。

そんな絶望的状況は、こんな言葉に集約されています。

「一度魔法少女になってしまったら、もう救われる望みなんてない。あの契約は、たったひとつの希望と引き換えに、すべてをあきらめるということだから」

しかし、まどかはやがて、魔法少女となる契約をします。引き換えにした願いは、その世界を変えるための、壮大かつ意表を突くものでした。

「すべての魔女を生まれる前に消し去りたい、すべての宇宙、過去と未来のすべての魔女をこの手で」

これにより、世界は改変され、魔法少女が魔女になることはなくなります。そのかわり、力を使い果たしたら死ぬという仕組みです。まどか自身は「円環の理《ことわり》」という新世界の象徴のような存在になりますが、もちろん個体としては死にます。

このクライマックスには、正直、瞠目《どうもく》させられました。そこには醜い大人になるくらいなら、汚れなき子供のままで死にたい、という少女的もしくは痩せ姫的な理想が具現化されていたからです。

脚本を担当した虚淵玄は、こう語っています。

「今作のテーマは〝少女の祈りを世界が良しとするか否か〟という点です。少女の祈りを突っぱねて、ただただ無情に運命が転がっていくだけの世界が（彼女たちの）祈りを肯定する世界に切り替わる物語にしたいな、とは思っていました」（註4）

人は赤ん坊として生まれ、子供から大人へと「成長」していきます。それはもう「絶対的真理」とでも呼びたいほど、生きていく以上は逃れられないものです。そして、誰もが大なり小なり「成長しなくてはならない」という強迫観念に縛られることになります。

この「成長神話」とでもいうものに、違和感を覚えやすいのが少女でしょう。このアニメはそのあたりをすくいとり、一生大人にならない、少女のままで完結できる理想郷を出現させました。

さらにいえば、拒食症はその「違和感」に耐えられなくなった人が発症するものでもあります。痩せることで成長を止める、あるいは人生の時間を逆戻りさせることができるのではないか、と。

「もうひとつのまえがき」で触れたYさんも、まさにそんな願いを抱いていました。

註1　『〈物語〉シリーズ』新房昭之（ほか2名）監督／シャフト／脚本は木澤行人と中本宗応が担当。
註2　『魔法少女まどか☆マギカ』新房昭之監督／シャフト
註3　『リスアニ！』Vol.15（エムオン・エンタテインメント）Kalafinaインタビューより。
註4　ウェブマガジン『日刊サイゾー』2012年11月4日（サイゾー）

『時空散歩』としての拒食

二度目の本格的拒食が進行するなか、22歳の誕生日を迎えたYさん。とはいえ「23歳までに死にたい」という願いを持つ彼女にとって、それは人生最後になるかもしれない誕生日でした。

ではなぜ、彼女がそういう願いを持つにいたったのか。彼女が小さい頃から憧れていたのは「自分の赤と誰かの赤とがピタリと重なる世界」だったといいます。それならきっと、みんなが共感しあえて、優しくなれるのではないか、と。

しかし、成長するにつれ、そんな世界は現実に存在しないことに気づきます。そのかわり、色の違いなどどうでもいいのだとみんなが笑いあえる世界に憧れるべきだったと思い直します。

が、そういう世界も現実には存在しません。ある程度成長していれば、それはわかりますから、彼女はそこで絶望してしまうのです。

たとえば、彼女は「悪口」が嫌いでした。にもかかわらず、自分自身も「悪口」をブログなどに書いてしまうことで、自己嫌悪にも陥っていました。

もっとも、善悪が入り乱れ、理屈でも感情でも割り切れないのがこの世の現実です。しかし、みんなが優しくしあえる世界に憧れていた彼女は、現実との「ズレ」に悩みます。さらには、摂食障害もまた、その「ズレ」をごまかすための手段だったのではと気づきます。

つまり、現実を拒むように食を拒んでも、それはごまかしにすぎないわけです。そこに気づいた彼女は「ズレ」を抱えたまま生きていくことがますます怖くなりました。

それでも彼女は「ズレ」との折り合いのつけ方を模索していました。文章による創作もそのひとつです。空想のなかで無邪気な子供に戻ったり、理想的な未来をかたちにしたりしながら、生きることを好きになろうとしていたのです。

そんな彼女の模索を象徴していたかのような掌編《しょうへん》があります。引用してみましょう。

・・・・・・・・・・・

『時空散歩』

この道を歩くみたいに
時間も歩けたらいいな。

一本道じゃなくて
分かれ道もあったら
尚いいな。

あっちの自分もこっちの自分も
みんなで集まって
一緒に歩けたらいいな。

そしたら色んな君の声を
順番に聞きたいな。

せっかくだから
寄り道もしよう。
星も見よう。
ビールも飲もう。

あ、　君は飲んじゃダメ。

日が昇ったら帰ろう。
挨拶をしよう。

未来の私　また会おう。
過去のわたし　また会えるよ。

時空散歩。
もし叶ったら要注意。
君が帰れなかったら

わたしは少し悲しいよ。

未来のわたしは
帰りぎわにそう言ってね。

そしたらわたし、
明日も歩くよ。

・・・・・・・・・・・・

過去の自分と現在の自分、そして現在の自分とが一緒になって、励ましあいながら生きていけたら、というのは、ともすれば死によってその連続性を止めてしまいたくなる彼女が自らを奮い立たせるための願いでもあったのでしょう。

そしてまた、ここには摂食障害ならではの願いも託されています。子供に戻りたい、という願いです。

あとずさりの病、などともいわれるように、その痩せ願望には、痩せて小さくなって子供の頃のような安心を取り戻したいとか、その頃からやり直したいといった気持ちも潜んでいるとされます。

二度目の本格的拒食により、子供のような体重になりつつあった彼女は、文章でもその気持ちを表現していたわけです。そこで、こんな感想を伝えてみました。

「もしかしたら、痩せることも時空散歩のひとつで、それも含めて、Yさんほど懸命に〝大切なもの〟を探してる人はいない、そう感じています。僕としては、時空散歩の途中で、Yさんが道にはぐれてしまわないよう、願いながら、見守るばかりです」

これに対する、彼女の返事はこういうものでした。

「時空を彷徨《さまよ》うことができなくなったとき、ちゃんと〝生還〟を選べるように成長していたいです」

実際「もうひとつのまえがき」に書いたように、彼女はこのあと「ある転機」を迎え、生きることをもっと好きになれるよう、さらに模索していきます。では「ある転機」とはどういうものだったのか、語ることにしましょう。

弱さを持ち続ける強さ

22歳になった翌月、Yさんは自宅で倒れ、救急車で病院に運ばれました。栄養失調や脱水症状、不整脈、低カリウム血症によるものです。

その時点での体型は、156センチ26キロ。その状態で友達と徹夜で語り明かしたり、利尿剤も使い続けていました。そのツケが、呼吸困難や心臓の激痛などに現れたわけです。

が、一命をとりとめ、長い眠りから覚めたとき、彼女は意外な光景を目にします。そこには、離婚した両親や兄が見舞いに来ていたのです。

「だからあの日、病室に家族4人がそろったとき、それが現実だとわかったとき、不謹慎ながら、入院してよかったと思いました。もう二度と4人がそろうことはないと思っていたので。私は今まで自分の人生のハッピーエンドはとにかく早く死ぬことだと思っていました。だけどあの時間、生きていてよかったと久しぶりに思いました。単純ですね（笑）」

当時、ブログにこう綴っていたものです。それは彼女の生きづらさの根源が、家族の崩壊にあることを示していました。その現実を認めなくてはいけないのに認められない、そこからすべてが始まっていたのですから。

しかし、彼女は家族の再集結があくまで束の間であることを知りつつ、こんな心境の変化にいたります。

「今度は大丈夫です。わたしたちはきちんと、さよならを言って別れることができました。元気でね、がんばろうね、おたがいがおたがいに声をかけあうことができました。それでも、一瞬でも家族に戻れたことがたまらなくうれしい」

そして、こう表明したのです。

「わたしは生きていくと思います。少なくとも自殺行為にあたることはもうしたくありません。

これからも生き地獄は続くでしょう。それでも、もう少しだけ生きたいです」

ひと月前にも大学で倒れた彼女はそのとき「頭でも打って、死んでしまえばよかったのに」と自嘲していました。また、その後も、

「いつか治したいと思える日が来るのでしょうか。なんだかそれすらも嫌なわたしです」「いつか健康な体を望む日が来るのでしょうか。そのとき死ぬほど後悔するのでしょうか」

などと、つぶやいていました。それを思えば、死から生へという方向性の大逆転劇が彼女のなかで生じたといえます。

ただ、彼女の運命はそんな単純なものではありません。数日後、もうひとつの転機が訪れます。

死にかけて入院したわけですから、さまざまな検査が行なわれました。そんななか、別の病気が見つかったのです。それは悪性リンパ腫、いわゆる「血液のガン」のひとつです。

とはいえ、この病気は比較的治癒率が高く、ふたりにひとりは助かるようで、それも亡くなるのは高齢者が多いとのこと。しかし、彼女は普通の健康な22歳ではありません。

その複雑な状況について、SNSのメッセージでこう説明していました。

「悪性リンパ腫はほぼ確定のようですし、栄養失調で免疫力が低下していることもあって、今の状態では抗ガン剤に耐えられるかもわからないと言われてしまいました。だからと言って、体重増加を待っていては、がんは進行してしまうようで……　かと言って、抗ガン剤の副作用でこれ以上体重が減るのは命に関わるとか。自業自得以外の何ものでもないのですが、味わっ

たことのない孤独感と恐怖でいっぱいです」

生きたいと思った矢先に、いきなり高まった死の危険。これほど皮肉な展開はなかなかないでしょう。彼女はそれをこう表現しました。

「あんなに生きることを拒んでいたのに、不思議ですね。今は死が怖くて仕方ないです。真面目に生きようとしてこなかった罰なのかもしれません（苦笑）」

これに対し、こんな指摘をしてみたものです。

「Yさんは、いつだって真面目に生きてきたと思うけど、何か見えない力に負の誘惑をされてきて、そのために苦しめられてるような気がします。だから、この夏の一連の出来事も、罰なんかじゃなくて、生きることの魅力にもっと気づかせて、その方向に一気に引っ張るために、運命が仕掛けたもののようにさえ思えるんですが、何もこんな気づかせ方をしなくても……と恨む気持ちもなかなか消えません」

するとと彼女は、

「生きる魅力を気づかせるための策略なら、まんまとはまってしまったみたいです（笑）。罰だと思うよりも、ずっと楽になりますね」

と、返してくれました。

しかし、現実は甘くありません。骨に穴をあけて骨髄を採取するような、激痛をともなう検査や治療以上に、彼女を苦しめたのはやはり「食事」でした。

何せ、直前まで普通の人の5分の1にも満たない量しか食べていなかったうえ、抗ガン剤の副作用による吐き気まで加わったのです。急に食べられるようになるはずもなく、体重は増えるどころか、むしろ減少。ついには25キロを切り、主治医が本格的な治療を継続していいのかを迷う状況へと変わっていきました。

彼女は医療スタッフにも深く感謝していましたから、そんな自分がもどかしくてたまりません。「この世への片想い」という言葉を使ったのも、この時期です。

そこで、

「少女マンガの結末みたいに、Yさんと〝この世〟が両想いになれば、って、期待してるんですよ」

と、励ましてみたところ、

「少女漫画のような結末のためには、ライバル登場なんかが付き物ですもんね（笑）。負けちゃいけませんねっ！」

という答えが返ってきました。ライバル＝悪性リンパ腫、というわけです。

そんな感じで、つねに明るさも失わない人でしたが、実際はどうだったのでしょうか。「味わったことのない孤独感と恐怖」に押し潰され、いっそ死んだほうが楽だという思いにもかかわりさいなまれていたのではと想像します。このような大病になり、苛酷な治療をしていくなかで、そう思わない人のほうが珍しいでしょうから。

まして、彼女は長年、死への憧れや不健康でいる安心、痩せ願望というものを抱えて生きてきました。それがある程度、家族がバラバラになることを受け入れられたからといって、すべて消えてなくなるものでもないでしょう。悪性リンパ腫の発症で、生きづらさの質は少し変わったものの、彼女のなかでは相変わらず「生きたい」と「死にたい」のせめぎあいが続いていたような気がしてなりません。

それでも、彼女はつらさをなるべく見せず、見せるときはユーモアをまじえるような工夫をしていました。おそらく、家族や医療スタッフに対してもそうだったのでしょう。そんな姿に、思い出した言葉があります。「弱さを持ち続ける強さ」です。

これは評論家の奥野健男が太宰治について使ったもの。太宰もまた終生「生きたい」と「死にたい」の狭間で葛藤をし続けた人です。一見「弱い人」だという印象もあるこの作家について、奥野が「強い人」でもあるという指摘をしているのを目にしたときは得心しました。

その理由については「もうひとつのまえがき」で触れた心理学者・植木理恵の言葉からも説明できます。

「人はみな死にたいんです。でも、めちゃめちゃ生きたくもある」

だとすれば、人一倍「死にたい」気持ちが大きい人は「生きたい」気持ちも大きいということになります。そして、前者を後者が上回っているからこそ、人は生きていられるわけです。太宰が何度も試みながらも、40歳目前まで自殺に成功せずに済んだのはそういうことなのでしょう。

ちなみに、奥野は太宰の「弱さを持ち続ける強さ」について、こう書いています。

「考えてみると四十歳はそれを持ち続けられる限度であったかもしれない」（註1）

Yさんの場合、死にかけるほどの拒食をしたことで、家族を再集結させ、生きたいというモチベーションにつなげました。それは彼女流の「強さ」だったといえます。太宰が自殺未遂を繰り返しながら、傑作を生み出していったように、彼女も負の出来事をプラスに転じさせることができる人なのでは、少なくともこの悪性リンパ腫で終わりということにはならないのでは、という希望も感じていたものです。

そういえば、太宰の短篇『葉』に、麻の着物を正月にもらった話が出てきます。

「これは夏に着る着物であろう。夏まで生きていようと思った」(註2)

それを意識したわけではありませんが、当時、Yさんとのやりとりでは季節の話をよくしていました。彼女は無菌室という「時のとまったような空間」にいましたから、せめて文字や写真でその移り変わりを感じてほしかったのです。秋の紅葉や冬の白鳥、そして、桜の咲く春を元気になって迎えられるよう、エールも送ったりしました。

「わたしも、春の訪れを全身で悦べる人間になりたいです。治療の方は、とりあえず続行しています」

そんなやりとりのなかで、個人的に驚かされ、嬉しく感じた指摘があります。

註1　『人間失格』太宰治(新潮文庫)解説より。
註2　『太宰治全集第一巻』太宰治(筑摩書房)

生と死の曖昧の域で

その指摘とは、こういうものでした。

「摂食障害の特徴で〝極端〟〝完璧主義〟なんかがよくあげられますが、生死についてもそうなのかもしれません。〝生〟を選ぶなら〝生〟にとことん徹したいし〝死〟を選ぶなら全力で死神に尽くしたりもします。そのごくわずかな隙間（曖昧の域）にいてくれるエフさんは、きっと辛いんだろうなぁ……なんて、思いました」

たしかに、痩せ姫との関わりにはそういう微妙な一面もあります。たとえば、ある人はBMI10近くまで痩せたところで太ることを決意し、こう言って去っていきました。

「ちょっと価値観と言うか、考え方にズレが出てきたのでアメンバー（註1）を外させていただきます。ちゃんと治したいから、痩せ姫の画像ばかりはちょぃとキツイので。いろいろ支えてもらったのにすみません。今までありがとうございました」

もちろん、それはそれで織り込み済みですし、何事も「人それぞれ」ということで、来る者拒まず去る者追わず、のスタンスが基本です。ただ、自分自身にしかわからないような、そのあたりの機微というものを理解し、同情を示してくれたのはYさんが初めてでした。そして、そのような人はその後も現れていません。

この理解や同情を可能にしたのは、彼女の知性や感性はもとより、長年、生と死の狭間でどちらも選びきれずに苦しんできたという事情によるところが大でしょう。それこそ、もっと切迫した「曖昧の域」にいた人が、無菌室という「時のとまったような空間」に移って、生と死についてより深く瞑想するなかで、ふと気づいたのではと感じます。

「〝曖昧の域〟にはなかなか長くいられないんですよね。そこに留まり続けるには、それなりのリスクも必要なんだと思います。その〝リスク〟が、エフさんの辛さだったり、わたしの今の状況なのかもしれませんね（一緒にしてしまってすみません！）」

実際、彼女が悪性リンパ腫になったのも「不健康を維持」して「死に近い場所」で生きようとしてきたことのリスクと無縁ではないのかもしれません。それでも、束の間の家族の再生により「生」へと向かい始めたモチベーションを、彼女はなんとか継続しようとしていました。

それは、こんな言葉からもうかがえたものです。

「もし自信がなくなったときなんかは、誇ってください。『自分は一人の人間を、生きる道へ導いた』と。（これくらいじゃ自信になりませんか？ 苦笑）実際に生きるか死ぬかは別として、わたしは生きる道を選んで良かったと思っています」

とはいえ「生きる道を選んで良かった」という言葉とは裏腹に、そこには死の世界をもう受け容れようとしているかのような雰囲気も感じられました。そして、彼女の返信はどんどんペースダウンしていき、やがて約ひと月あいたあと、こんなメッセージが届きます。送信時刻は真夜中でした。

「また心配をかけてしまっていたら、すみません。何度も送ろうと思ったのですが、なかなかうまくいかなくて……」

と謝りつつ「わたしはだいじょうぶです。生きていますよ」と言うYさん。しかし、いつもより短いメッセージにもかかわらず最後のほうは平仮名ばかりになり、心身ともにいっぱいいっぱいなのではと思わせるに十分な内容です。

容態の悪化を危惧しつつ、すぐに返事をすると、今度は3日で返信がきました。

「先日のメール、読み返してみたらとんでもない乱文でしたね（苦笑）。にもかかわらず、お返事を頂けて嬉しかったです。（略）実はここ数日、薬の投与をお休みしています。医師的には苦渋の決断だったようですが、わたし的には『やったー！』です（笑）。ここ最近では最も穏やかな時間を過ごさせてもらっています」

薬の副作用から解放されたことで、いくらか楽になれたようでしたが、それは同時に、彼女の健康状態がもはや本格的な治療に耐えられなくなったことを意味しています。ただ、そのあとに続く文章はやや意外な、しかし彼女らしいものでした。

「ひとつ話したかったことを書いてもいいですか？　今のわたしは、今までの人生で最も身体的にはボロボロだと思います。でも不思議なことに、精神的には最もと言っていいほど落ち着いていて……少なくとも『遺言』という名のブログを書きなぐっていた時期に比べたら、穏やかに過ごせています」

その穏やかさの正体について、彼女はこう分析します。

「わたしは以前〝生きたくない〟と言っていたけれど、本当は生きたかったのだと思います。そして、生きようと必死に藻掻《もが》いていたのだと思います。エフさんはもしかしたら、気付いていたかもしれませんね。わたしよりもわたしの気持ちを、文章から汲んでくれていたので……」

彼女を長年苦しめてきた「生きたくない」という思い。それゆえ、彼女はこの世に違和感を抱き、自分自身が社会不適合者であるかのような孤独な劣等意識にさいなまれていました。

しかし、本当は「生きたい」気持ちが人並みにあり、そのためにもがいているのだと思えたことで、この世とのわだかまりが薄れ、自分も普通に頑張って生きようとしてきたのだと認めることができたのでしょう。そこには、彼女なりの穏やかな境地が感じられ、ホッとしたのを覚えています。

とはいえ、病気のステージは負の方向へと進んでしまったわけです。そのメッセージは、このように締めくくられていました。

「体調はまずまずとのことですが〝まずまず〟で構わないので、大病などされないことを祈っています。ちなみに、インフルエンザも大病に含んでいるので！（笑）こうしてエフさんとのやりとりが、少しでも長く続けられるよう、わたしはもう少し、大病と頑張りたいと思いますね。それでは」

生存の望みが低くなるなか、それでももう少し頑張らなきゃと自分に言い聞かせている気配がして、胸が痛くなったものです。

そして、これが最後に目にした彼女の言葉になりました。翌日に送ったこちらからの返信くらいは読んでくれたと思うのですが……。ここでやりとりは途絶え、SNSだけでの関係なので、安否を確かめる方法もありません。ただ、状況的に見て、この世の人ではなくなったと考えるほかないのでしょう。

しかし、わずか数ヶ月の交流だったとはいえ、Yさんは計り知れないほどの宝物を遺してくれました。大げさですが、生きることの意味、あるいは幸せの本質についても教えてくれた気がするのです。

註1　アメンバーとは、アメーバブログにおける「友達」関係。限定記事の閲覧ができる。

痩せ姫にとっての幸福

死を予感し、受け容れようとしているかのようだったYさん。その最期のメッセージでは「身体的にはボロボロ」だとしながらも「精神的には最もと言っていいほど落ち着いていて」「穏やかに過ごせて」いると語っていました。そこには、自分が「本当は生きたかった」「生きようと必死に藻掻いていた」ことに気づけたことによる自己肯定感が作用していたのでしょう。

そんな境地に達しただけでも、彼女には「生きる意味」を感じられたのではないか、そして「幸せの本質」とは案外そういうものなのではと、当時も今も感じます。

しかし、世の大半の人が持つ価値観からすれば、彼女の生き方はやはり不幸に見えるかもしれません。たとえば、3人の医師による共著『摂食障害との出会いと挑戦――アンチマニュアル的鼎談』（註1）には、こんな発言があります。

「人は、生きている限り悲しみと出会うし、傷つきもします。不幸を体験します。同時に喜びや嬉しさとも出会います。幸福を味わうこともできるのです。けれど、摂食障害という悲劇の状態でいる限り、生きている喜びと出会うことができないのですから、悲劇は手放すべきなのです」

この本の内容には概《おおむ》ね好感が持てるのですが、この「悲劇は手放すべき」という言葉にはいささか引っかかりを覚えました。はたして、そこまで断定的にいえるものなのかどうか、Yさんのように、悲劇とともに生きてある種の満足感を得たケースに出会うとなおさら疑問を感じるのです。

そこで思い出されるのは、第三章で紹介したアニメ『魔法少女まどか☆マギカ』の脚本家・虚淵玄のいう「不幸になる権利」です。

「何かを犠牲にして掴みとったときに、失ったものと得たものとを比較して、プラスだったと思えたんならその人は幸福だったのかな」

Yさんの場合、その「犠牲」が世間的に見て大きすぎたのでしょうが、それがなければ、彼女なりの「幸福」にもたどりつけなかった気がします。

そもそも、幸せとは永続的なものではなく、瞬間的なもの。ずっと幸せが続く人も、不幸なだけの人も、存在しません。Yさんもそうでしたが、痩せ姫はつらいなかでもせいいっぱい「生きている喜び」を味わっているように思えますし、それなくして人は生きていけるものでもありません。

ではなぜ「悲劇は手放すべき」という断定的な言葉が医師から飛び出すかといえば、それが医療だからです。この医師は患者への思いとして「摂食障害という病理を放棄して、その人がその人らしく生きていってほしい」とも言っていますが、病理もまたその人らしさだとか、病

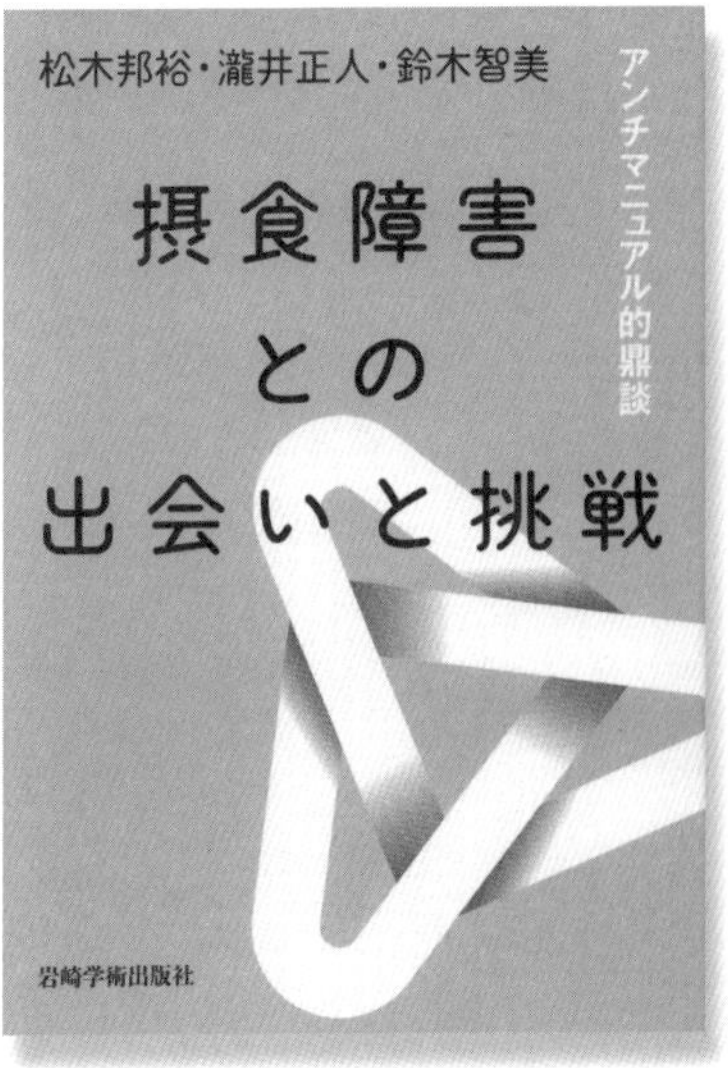

鼎談者のひとり、瀧井正人には『摂食障害という生き方』という著書も。彼は患者を『いばら姫』にたとえている。

気であることが完全なる悲劇とは限らないといった感覚は、医療の現場では生まれにくいのでしょう。

もちろん、医療としてはそれで構いません。あくまで病気を治して健康にすることが、その最たる目的なのですから。ただし、医療もまた、人生に影響をもたらす一部にすぎません。同様に、宗教も金銭も教育も芸術も愛情も、痩せ姫の生きづらさを一挙に解決する絶対的手段とはなりえないのです。

というのも、痩せ姫の生きづらさは「洗脳」の失敗に由来します。人は生まれたときから周囲によって、世間との折り合いのつけ方を身につけるための「洗脳」をされていきますが、それがうまくいかないと、親をはじめとする対人関係に悩みを抱えやすくなるわけです。

その結果、何かにつけてトラウマやストレスの多い生き方を強いられることになります。しかも、折り合いのつけ方が苦手なのに、世間に合わせようと無理をすれば、生きづらさはよけいに増すばかりです。また、うまく洗脳された多数派の目にはその不器用な生き方が奇異に映り「メンヘラ」などというスラングで呼ばれて揶揄されたりもします。

そういえば、こんなツイートを見かけました。

「健常者はメンヘラに説教することで快感を覚えます」

とまあ、外的な圧力まで加わって、おいそれとは解決できない生きづらさ。そんななか、一見、自分の意のままになりそうなものに、食や体型があります。摂食障害の根っこには、食や体型をコントロールすることで生きづらさをまぎらわそうとする心性が働いているともいえるでしょう。

とはいえ、食や体型をコントロールすることの難しさについては、身に沁みて痛感している人も多いはずです。それがなぜ難しいのか、わかりやすい説明を見つけたので紹介してみます。芹沢俊介の『子どもたちの生と死』のなかに出てくるものです。

「動物の体は生命体として、非常に有機的に精巧にできていますから、自然に自動調節ができるようになっています。（略）ところが、人間というのは、この自動調節を少しだけ拡張したり、縮小したりする。つまり必要以上に食べるということと必要以下しか食べないということをしてしまう存在なんです」

それゆえ、食や体型をコントロールしようともするわけです。しかし、その過程で「よい食べ物、悪い食べ物という分断」が起きたり「量や質についても善悪が言われるように」なったりして、そのあげく「食べ物によってぼくらの行動や生活が縛られていく」ような逆転現象も生じてしまいます。

芹沢によれば、それは人間の「真の快」を損なうこと。すなわち「満腹＝快」「空腹＝不快」だとすれば「本当は食べ終わった後の空腹までの、空腹状態を意識しない、満腹状態もまた忘れていられるような状態」こそが「人間の体にとっては実は一番気持ちのいい、真の快の状態」だというわけです。そして、こう続けます。

「ところが、一度拒食・過食の状況、『症』のつく病理的な段階に入ると、空腹あるいは満腹という事態にブレーキをかけようとする自動調節機構がうまく作動しないということになります。そうすると、不快と快の循環構造、不快と快の間に長い真の快があるという循環構造が壊れてしまったような状態を呈するのです」

これについては、思い当たる人も多いでしょう。痩せ姫は食や体型にとらわれるあまり、この「真の快」を味わいにくくなっています。言い換えるなら「真の快」とはJポップのヒット曲『ロード』（THE虎舞竜）に歌われる「なんでもないようなことが幸せ」という感覚のこと。摂食障害に陥ってから「何も気にせず普通に食べられた頃に戻りたい」と願うようになる人は少なくありません。

ただ、ここで重要なのは「なんでもないようなこと」に満足していられるのは、世間と折り合いをつける「洗脳」がうまくいった人たちだということです。そうでない人たちの場合、ついつい無理をしがちです。非凡であろうとしたり、誰かとつながろうとしすぎたり。そこに挫折したとき、食や体型のコントロールに走り、摂食障害になるケースもあるわけです。

つまり、痩せ姫とは、たまたま少数派的な生い立ちをした人が無理をして失敗した存在だといえるでしょう。したがって、今さら多数派のように生きることも、多数派と理解しあうことも、容易ではなさそうです。

だとすれば、世間との折り合いのつけ方を頑張るより、自分なりの「快」を追求したほうが得かもしれません。それは食や体型にまつわることでもいいし、それ以外で世間から迷惑がられないものならなおいいでしょう。

そもそも「幸せ」自体、瞬間的にしか訪れないものですし、そのかたちは無数にあります。

そして、自分で感じ、決めていいはずのものです。たとえ誰かに「病気だから不幸」だという価値観を押しつけられても、従う必要はまったくないわけです。

かく言う自分自身、痩せ姫との関わりは自分なりの「快」の追求です。その容姿と精神性に魅入られ、賞賛しているうちに、自信や安心を感じてくれる痩せ姫が増えていき、その交流が何よりの喜びとなりました。と同時に、彼女たちは自信や安心を与えてくれる存在でもあります。

なので、この本には恩返しという意味合いもあります。病気や不幸といった世間的枠組みに幽閉されているかのような痩せ姫たちの真の魅力を伝えることで、本人そして周囲になんらかの変化が生じ、その生きづらさが少しでも軽減されればと願っています。

そのためにも最後に語っておきたいのは——。

痩せ姫とは「未来のイヴ」である、ということです。

註1　『摂食障害との出会いと挑戦——アンチマニュアル的鼎談』松木邦裕／瀧井正人／鈴木智美（岩崎学術出版社）

中二病と消えたい症候群

ここで『未來のイヴ』（ヴィリエ・ド・リラダン）（註1）という小説を思い出した人は、かなりの文学通でしょう。19世紀末のフランスで生まれたこの作品には、外見的にも内面的にも世の男性の理想を体現したという人造人間の美女が登場します。天才発明家によって作り出されたそのアンドロイドを、作者はキリスト教で史上最初の女性とされるイヴへの意識から「未来のイヴ」と名づけました。

じつは数年前、この作品についての公開講座を受講した際、痩せ姫もまた、これとは違う意味で「未来のイヴ」なのではないか、と感じたものです。こちらは作家が発明家に作らせたのではなく、時代や社会の流れのなかで存在感を増してきたものですが……。むしろ、人類の理想を男女問わず、端的なかたちで象徴しているかのように見える痩せ姫こそ「未来のイヴ」だと思えてならないのです。

その理由はまず、容姿でしょう。第三章の最後で紹介した、精神科医で評論家の野田正彰の指摘を再び引用してみます。

「しかし、このような心理学的な解釈よりも、豊かな社会の街角に、やせた少女の研ぎすまされた身体が似合うようになったといったほうがふさわしい。ツイギーは一人一人の娘の精神病理ではなく、社会が好む風景になっている。（略）古代の人々は、豊穣、多産を願って肥満した女性の像を作り、そして豊かさをもたらす地母神に血の犠牲を捧げた。現代は逆に、インテリジェント・ビルに祭られた電子の神々に、淡い少女たちの身体が捧げられている」

実際、女性美の基準のひとつというべきミスコン優勝者の体型はどんどん細くなっていて、先進国におけるスリム至上主義を反映しています。「ガリガリ」や「スキニー」といった、かつては侮蔑的な意味を持っていた言葉がほめ言葉として使われることも増えてきました。多くの賞賛や憧憬《しょうけい》を集める「モデル体型」が母性的なたくましさや豊満さより、思春期的な儚さや無駄のなさを志向しているのも世界共通です。

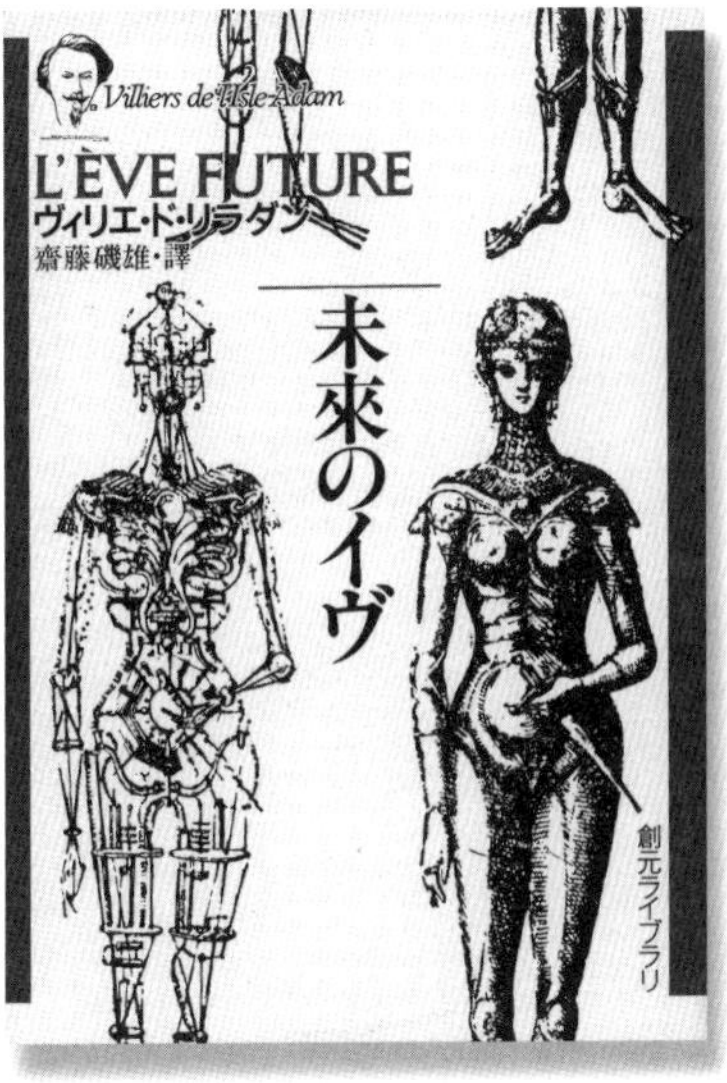

科学によって理想美を目指す姿勢は、整形などで現実化。この小説もまた、予言的な意味を持っていた。

もちろん、体と心は密接につながっていますから、人類は精神面でも思春期的なものを求め始めています。その象徴がアニメやゲームなどの二次元的文化の世界的隆盛でしょう。その発信源ともなっている日本では「中二病」という俗語も生まれました。思春期にありがちな誇大妄想や万能願望、あるいは大人への反発をいつまでもひきずる状態を指す言葉です。

ただ、中二、年齢でいえば14歳くらいの少年少女がよくも悪くも独特のパワーを秘めているのは事実です。たとえば、スポーツの世界などでは、この年代で頂点を極めることも珍しくないのですから。

92年のバルセロナ五輪で金メダルを獲得し、

「今まで生きてきたなかで一番幸せでした」

という名言を残した岩崎恭子も、14歳になったばかりの中二でした。その快挙に熱狂した当時の日本の空気について、コラムニストの中森明夫が興味深い指摘をしています。

「この〝14歳少女〟という記号は重要だ。かつて大塚英志は〝〈14歳少女〉を超えて〟と題して、それを子供が大人に成長するための通過儀礼を象徴する記号として評した。以前、大塚と対談した時、実はそれは成長ではなくまったく逆に退行の過程ではないか、との疑問を私は提示した。ニッポンは〈大人〉になることを回避して〈少女〉に帰りたがっているのではなかろうか?」（註2）

折りしもこの前年、バブルが崩壊して、世界史的にもまれな日本の高度経済成長は終わりました。中森が予感したように、このあたりから国民全体にあきらめムードのようなものが漂い出し、無理して大人にならなくてもいい、という風潮も広がり始めます。アニメやゲームなど、昔は子供のものとされた娯楽を成人も楽しむようになったり、アイドルやキャラクター商品といった「カワイイ」文化が海外に輸出されるようになったり……。

かと思えば、岩崎の快挙から5年後、やはり中二の14歳が日本中を震撼させます。神戸で起きた連続児童殺傷事件です。

「さあゲームの始まりです　愚鈍な警察諸君　ボクを止めてみたまえ」

ふたりを殺し、3人を負傷させ、そんな手紙を送りつけたりした少年は、この18年後に手記を発表し、再び注目を集めました。その内容をめぐって、当時のことを知らない若い世代からは「こいつこそ本物の中二病」などという声があがったものです。

とまあ、筍《たけのこ》のような伸びしろとナイフのような危うさとが混在するのがこの年代です。そして、患者に繊細な頑張り屋が多いとされる摂食障害が発症しやすいのも、この年代。その心性には、中二病に通じる要素も見られます。

誰よりも痩せていたいという願望、痩せればなんでもうまくいくという錯覚、自分の体を完璧にコントロールできているという万能感。ある意味、摂食障害とは中二病的なものが食や体型をめぐって発揮された状態といえるかもしれません。

とはいえ、その状態を周囲に納得させることは難しいですし、体力的にも限界があります。つまり、全面的な解決にはつながらないため、別の衝動が生じたり、高まったりするのです。

その衝動とは、いっそ消えてしまいたいというもの。すでに触れたように、

「人はみな死にたいんです。でも、めちゃめちゃ生きたくもある。死にたいけど生きたい、という問題を解決するのは、死ぬことなんです」（植木理恵）

という構図が真理だとすれば、この「消えたい（死にたい）」という衝動を人一倍、いやそれ以上に抱いているのが痩せ姫たちでしょう。そして、これもまた、未来を先取りしてしまっていることなのです。

というのも、人類、とくに先進国の住人はどんどん死ににくくなっています。ガンですら生存率が上がってきた今、誰もが長寿を保って老衰で死ぬような世の中さえ、いつかは実現するかもしれません。生きたさを死にたさが上回るようなつらさを、病死が解決してくれる可能性は狭まっていくばかりでしょう。

それでも死にたければ、自ら命を絶つよりほかになさそうです。そう、もしかしたら、人類最後の難病はこの「自殺したい症候群」なのかもしれません。

じつはこの問題を、今から百年以上も前に予言していた人がいます。国民的作家の夏目漱石です。鬱病にも悩まされていた彼は小説『吾輩は猫である』（註3）のなかで、自らの分身ともいうべき苦沙弥《くしゃみ》先生にこんなことを言わせました。

「神経衰弱の国民には生きている事が死よりも甚しき苦痛である。従って死を苦にする。死ぬのが厭だから苦にするのではない、どうして死ぬのが一番よかろうと心配するのである。（略）だからして世界向後の趨勢は自殺者が増加して、その自殺者が皆独創的な方法を以てこの世を去るに違ない」「万年の後には死といえば自殺より外に存在しないもののように考えられるようになる」「そうなると自殺も大分研究が進んで立派な科学になって、落雲館のような中学校で倫理の代りに自殺学を正科として授けるようになる」

今でこそ、自殺は好ましくない死のかたちとされていますが、かつては僧侶の即身仏や武士の切腹のように尊さや潔さが評価されたりもしてきました。価値観は時代によっていくらでも変わるものですから、世間体を気にせず、自殺を選択できる世の中が訪れても不思議はないわけです。

そんな遠い未来をも先取りしているかもしれない痩せ姫という存在。それも、彼女たちの生きづらさのなせるわざでしょう。では、その生きづらさの本質についてもう一度考えてみます。もっぱら、食や体型の問題がクローズアップされがちですが、それ以上に重要なのが「性」の問題かもしれません。

数年前、書店で立ち読みした本に痩せ姫のこんな言葉が載っていました。

「やっと、おばあちゃんになれて、ホッとしました」

10代で拒食症を患い、苦しみながら50代になった人の言葉です。すでに一度触れたように、摂食障害の痩せ願望には性的対象になることから逃れようとすることだ、とする見方があり、これもその裏付けといえます。すなわち、性的対象になる前（子供）に戻れないなら、そのあと（老女）に早くなってしまいたい、というわけです。

この話をブログに書いたところ、ある痩せ姫からこんな感想が寄せられました。

「わたしも大変共感します。人間の〝性〟というのが、どうしても〝悪いもの〟〝汚いもの〟

に感じてしまって、自分もそこに属するのかと思うと、本当に嫌です」

じつはこのとき「種なしひまわり」のようなF1品種への違和感についてもブログで書いたばかりでした。そこで彼女は、そちらについてもこんな反応を。

「人間の身勝手で、他の生物の生殖を阻止したこと。どうなんでしょうね。人間って、そんなに偉いんでしょうか……そろそろ滅んでもいいと、私は思います」

このふたつの言葉に、不思議な既視感を覚えたものです。というのも、小説『どこにもない場所』で摂食障害の実存主義的葛藤を描き出した倉橋由美子が、半世紀以上も前にそっくりなことを書いていました。『ある破壊的な夢想──性と私──』（註4）と題したエッセイでのことです。

註1　『未來のイヴ』ヴィリエ・ド・リラダン（創元ライブラリ）
註2　『スポーツ・グラフィック ナンバー』298（文藝春秋）
註3　『吾輩は猫である』夏目漱石（新潮文庫）
註4　『精選女性随筆集　第三巻　倉橋由美子』小池真理子選（文藝春秋）

生きる理《ことわり》をさがして

「どちらかといえば、わたしは〝セックス〟を論じること自体に嫌悪感をおぼえています」

という倉橋は「他人と世界にたいする和解は生れたときから失われて」いたとしつつ「からっぽの暗黒」を「愛や信仰や結婚生活で充填する気は」ないと言い切ります。そして、「人間が生きていくためには絶望があれば十分です。そこでわたしはこの絶望という冷い太陽のまわりに、ある未来的なヴィジョンをひろげてみようと思います」

と、こんな「夢想」を語りました。それは小松左京が『オルガ』で描いたような、生殖と性行為とが完全に切り離された世界の実現です。

「完全に効果的で無害な避妊法が発見されたらなによりで、そうなるとエラーの結果子どもを産むようなことはなくなります。さらにすすんで、妊娠、分娩、育児という野蛮な仕事から女性を解放するために、人工胎によるベビイ製造が研究されるべきですし、国家という株式会社が優秀な子どもを必要な数だけ養育すべきです。自分で子どもを産んで育てたいという趣味の持主には、例外的に許可を与えてもいいでしょう」

科学がそれだけ発達した世の中なら、ロボットが人間の代行をすることも増えていきます。そこで彼女は、夢想をさらにエスカレートさせるのです。

「人間の人間にたいする需要がへっていけば、人間の価格がさがり、つくってもひきあわないので、人間の生産も減少してついにこの世界から人間が消滅するかもしれません。戦争の危機だの人類の滅亡だのと悲壮な声をあげている人間の多い今日、こうした人間の消滅を夢みるのはじつに愉しいものです」

ただ、彼女は別のエッセイでこう書いてもいます。

「女でありながら女であることにも居心地のわるさを感じるのです。そしてわたしをとりかこむ他人たちがこわくなりました。（略）わたしを理解しない人こそ正しい人間であり、わたしがそうなろうとしてなれない種類の人間なのです。完全に消滅すること、これがわたしの最大の希望です」

この世の中で女であること、人間であることの居心地の悪さ。ならばいっそ、自分も他の人間もすべて消えてしまえばいいのに、という感覚については、共感する人も多いのではないでしょうか。

ただ、倉橋が夢想したような世の中になれば、居心地の悪さは今よりやわらぐことが期待できます。少なくとも、女は結婚して出産すべきだという強要からは逃れられるのですから。実際、性のあり方は多様化が進んできています。また、無月経は骨密度の低下、ひいては骨粗しょう症にもつながるとされていますが、もしかしたら将来、医学の力で「生理」がなくても健康かつ普通に生きられるようになるかもしれません。

生理については一度触れましたが、女性、とくに現代の日本女性は大変だなと感じています。

少子化で出産しない人も増えるなか、生理が始まる時期は昔より早くなっているからです。子供を産む人生を考えていない人にとっては、それこそ、重いだけの無用な荷物を背負いながら、長い登山をしているようなものでしょう。

じつは「生理」と痩せ姫の関係について、ブログでこんな文章を書いたことがあります。

「三次元的な量感や、日常的現実の生々しさを嫌ったり、苦しく感じたりしながら、そうでない世界への憧れを、体型でも表現してしまってるのが、痩せ姫だという見方も成り立つと思う。そういう意味で、三次元の現実を象徴するひとつが〝生理〟なのかなと。生理がない細さ、そして、生理がなくて安心という精神性に、僕は〝痩せ姫〟を感じる。ただ〝生理〟というのは〝生きる理《ことわり》〟とも書けるわけで……　痩せ姫はそういう世の中のルール、枠組みから、本人が好む好まざるはともかく、外れた（外れようとしてる）存在でもあり、それゆえに何かと生きづらいのだろう」

すると、ある痩せ姫からこんなコメントが寄せられました。

「もう5、6年〝生きる理〟を失っている私ですが、エフさんの言葉に〝生きる理〟をいただいている気がします」

それは嬉しさとともに、ある気づきをもたらしました。この世の中に生きづらさを感じている痩せ姫は、それでも生きていくための「生きる理」を模索し、渇望しているのではと。Yさんとの関係もそうですが、そういうものを提供できたかもしれないと思える交流は少なくありません。

そのなかのもうひとつを、この本のしめくくりに紹介します。初めてやりとりをしたのは、彼女が中学生のとき。第三章の「老いという難関」のところで触れたテレビ番組についての記事に、こんなコメントを寄せてくれました。

「すごくすごく不快になって泣いてしまいました。所詮私達（摂食障害）は社会からみて化け物みたいな存在なんだなぁって。分かっていたけど悲しかったです」

それから交流していくうち、その感性に驚かされるようになります。たとえば、こういうものです。

「時々ふと急激に怖くなります。小さい子供のようにうずくまって一人で泣いてしまうときがあります。何が怖いかって自分の心臓の音にです。私がいくら踏ん張ってソコにとどまろうとしても、私の心臓は一生懸命に動いて進もうと生きようとしてるんです。それが怖くて怖くて生きてることが怖くて私の存在が怖くて、泣いちゃうんです。不思議ですよね。変ですよね。見守ってください。それだけで救われるんです。涙がでるほど安堵するんです。どこまでわがままなんでしょうね。自分でもあきれてしまいます」

それは、瘦せ姫ならではの切実な悲鳴でした。この美しい魂がそのままで生きていくにはこの世はつらすぎるだろうな、でも、この魂でしか感じ取れない真実もあるはずだと考え、こんな返事をしたものです。

「今回いただいたコメントにも、詩を感じました。〝生〟に対してそこまで繊細で敏感な人だからこその〝詩〟を。だから、変なのではなく、特別なだけだと思いますよ。見守らせてほしいと願ってる人間に〝見守ってください〟と言うのも、全然わがままじゃないですし、僕にとっては幸せなことです」

そんななか、彼女は食べないこと、痩せることと引き換えに、自分なりの「生きる理」を見つけようともがいていきます。節目には、こんな報告も届きました。

「私が病気というカテゴリーにいれられてもう4年目になります。（略）私は15になりました。体重は4年前を下回りました。何だか不思議です。私は4年前と確実にかわっているのに……」

体重は11歳のときより軽くなっているのに、なりたくなかった大人に近づいているという意味でしょう。しかし、そうやってバランスをとりながら葛藤してきたことで、彼女は何かをつかんだようでした。

「私はここまで生きてこれてよかったと思います。4年前は知らなかった素敵で綺麗なキラキラしたものにたくさんであえました。もちろん汚くてどろどろしたものも経験しました。でもエフさんにも出会えました。出会うことができてほんとにほんとによかったです。自分自身を誇れることがあるなんてかんがえられませんでした。エフさんの素敵な言葉たちがいつも私の傍にいてくれます」

それから半年ほどして、彼女からの連絡は途絶えました。そして、1年半ぶりに寄せられたのがこのコメントです。

「色んなことから逃げて、逃げきれないで私は17歳になりました。時間は無常にも過ぎてしまいますね。すごく久しぶりにここにログインしてブログをのぞかせていただいたら、あの頃私が一番きつかったときに救われたエフさんのままでなんだかとてもほっとしました。（略）変化は止めることはできないから変わらずにそこにあり続ける存在にすごく救われます」

病気と見なされ、周囲から回復を求められる痩せ姫がこの世で居場所を見つけるのは、難しいことかもしれません。ただ、何が「救い」や「誇り」につながるのかは意外とわからないものです。それくらい、人生には「正解」がないともいえるでしょう。だとしたら、どんな生き方をするのも自由だということです。

にもかかわらず、痩せ姫は不自由を強いられます。その不自由さもまた「未来のイヴ」であり「現代のプリンセス」でもある人々の宿命なのかもしれませんが……。医療も含めた世の常識に縛られることなく、自分なりの「生きる理」にたどりつくこともできるのです。痩せ姫のまま、幸せを感じながら生きていくことだって十分に可能でしょう。

この本が「居場所」や「生きる理」を探すうえでの手助けになればと、痩せ姫ファンのひとりとして、切に願ってやみません。

あとがき――生きづらさの果てに

　痩せ姫といっても、痩せている人ばかりとは限りません。ぽっちゃり体型から20キロ台の低体重になったあと、リバウンドしたある人は、痩せすぎていた頃に戻りたいと願っていました。この「戻りたい」という感覚は周囲になかなか理解してもらえないようで、こんな告白をしています。

「痩せすぎが美しいと感じるし、精神的にも安定するんです。誰がなんと言おうと、こればかりは仕方ありません」

　こうした周囲との「ズレ」こそが、痩せ姫の生きづらさでもあるのでしょう。そういえば、本文をほぼ書き終えた時期にテレビのドキュメンタリー（註1）で摂食障害がとりあげられていて、そこにこんなやりとりがありました。

「私が大切なものは痩せていることだけ」「私にとって痩せていることは宗教みたいなもの」

と言う痩せ姫に、医師が「その宗教がおかしいとは思わないんですか？」と、問いかけます。すると彼女は、

「おかしいと言われても、キリスト教の人にキリスト教はよくないから仏教に変えろ、と言って、すぐ変えられる人がいますか？　それと同じです」

なかなか見事な、そして何より切実な反論といえるでしょう。ただ惜しむらくは、彼女の「宗教」がキリスト教のような世界宗教ではなく、狂信的なカルトだと見なされがちなことです。医療の世界および世間には、死より生、病気より健康を絶対善とするような一大信仰が存在していて、彼女のような少数派の異教徒は棄教を勧められてしまいます。

そこでよく用いられる論理が「治ったほうが幸せ」というもの。これは自殺願望の強い人に「生き残った人は、自殺しないでよかったと誰もが言うよ」などと説得することに似ています。しかし、亡くなった人の口から「自殺してよかった」という感想は聞けないのですから、これほど不公平なこともありません。

それと同じで、痩せ姫の場合も、治療者が治った人の話をしたり、治った人が自ら情報を発信するなどして、説得しようとします。その際「治らなくても幸せ」である可能性については、ほとんど検証されず、たまに痩せ姫自身が「私は治らなくても幸せです」と声をあげたとしても、黙殺もしくは叩かれるようなことすらあります。これもまた、不公平なことでしょう。

むろん、できれば棄教したいと願う痩せ姫は少なくありません。しかし、それが容易にできずに葛藤している人が多く、またなかにはあえて棄教しないスタンスの人もいる、というのが現状なのです。

にもかかわらず、ただやみくもに棄教を勧めるのでは、心を悪として規制することになりかねません。それは痩せ姫に、さらなる苦痛をもたらしてしまいます。

この本を書いた動機には、そんな痩せ姫の心を守る、というのはおこがましいとしても、彼女たちが自らを肯定するためのせめてもの拠りどころを示せたらという願いも含まれていました。それがどの程度達成できているかはわかりませんが、居場所というものについて、ひとつだけ言えそうなことはあります。

それは、どんなに居場所がないように思えても、自らの心のなかにならそれを作れるということ。自らが信じ、快く感じるものを大事にしようとする心の居場所だけは誰にも侵されることはありません。

そんな人生の真理もまた、痩せ姫との交流を通して教えられたことなのです。生きづらさの果てにある、たしかな心の居場所、それがあなたにも生まれますように。

註1　『NNNドキュメント'16』2016年7月17日放送（日本テレビ系）

最後になりましたが、編集担当の鈴木康成さんには、企画のスタートから打ち合わせ、執筆、完成にいたるまでの物心両面のサポートをしていただきました。また、装丁をしていただいた鈴木成一さん、カバーイラストを描いていただいた後藤温子さん、推薦文を寄せていただいた中野信子さんをはじめ、関わっていただいたすべてのみなさん、ありがとうございます。

そしてもちろん、この本は痩せ姫との交流なくして生まれなかったものであり、彼女たちとの共同作業でもあったという実感があります。さらに本というものは、読み継がれることで命を保ち続けていきます。これからこの本で出会うすべてのみなさんへの感謝をこめて、ひとまず筆を置くこととします。

《重版にあたっての追記》
初版刊行から8年弱、第二版が世に出ることになりました（数ヶ所、微調整的な手直しをしています）。この本が引き続き、読み継がれ、命を保ち続けていくことを願ってやみません。

装画　後藤温子
写真　平山訓生
アフロ
共同通信イメージズ
ブックデザイン　鈴木成一デザイン室

エフ＝宝泉薫《えふ＝ほうせん・かおる》

一九六四年生まれ。
早稲田大学第一文学部除籍後、
ミニコミ誌『よい子の歌謡曲』発行人を経て『週刊明星』などに執筆する。
また健康雑誌『ＦＹＴＴＥ』で女性のダイエット、
摂食障害に関する企画、取材に取り組み、
一九九五年に『ドキュメント摂食障害―明日の私を見つめて』
（時事通信社・加藤秀樹名義）を出版。
二〇〇七年からＳＮＳでの執筆も開始し、
現在、ブログ『痩せ姫の光と影』（http://ameblo.jp/fuji507/）などを更新中。

痩せ姫 生きづらさの果てに

二〇一六年九月 五 日 第一刷発行
二〇二四年六月二〇日 第二刷発行

著者 エフ＝宝泉薫
発行者 鈴木康成
発行所 KKベストセラーズ
〒一一二-〇〇一三 東京都文京区音羽一-一五-一五 シティ音羽二階
電話〇三-六三〇四-一八三二（編集） 〇三-六三〇四-一六〇三（営業）
https://www.bestsellers.co.jp
印刷製本 錦明印刷
DTP オノ・エーワン

 ISBN 978-4-584-13740-6 C0095